Dr. Alois Weber / Werner Treben

Vögel

Homöopathie und Kräuteranwendung

- Wellensittich
- Nymphensittich
- Zebrafinken
- Kanarienvögel
- Großpapageien

ENNSTHALER VERLAG, A-4402 STEYR

Umschlagfoto: Mauritius–Reinhard

ISBN 3 85068 450 4

Satz, Druck und Verlag: Ennsthaler, A-4402 Steyr

Inhalt

Vorwort

Liebe Leser,

Vor Ihnen liegt ein völlig neuartiges Buch über die Anwendung homöopathischer Medikamente bei Vögeln. Hierbei handelt es sich um eine Anleitung zum Erkennen und Behandeln von unterschiedlichen Erkrankungen.

Dieses Buch ist übersichtlich in zwei Hauptabschnitte gegliedert. Einerseits Allgemeines und Wissenswertes über die wichtigsten Vögel in der Heimtierhaltung, sowie das Wesentlichste über die Homöopathie und deren Anwendung, andererseits sind die möglichen Krankheiten der Vögel beschrieben und die Behandlungsmethode, damit Sie mittels Behandlungsanleitung eine gezielte und erfolgversprechende Behandlung durchführen können.

Die Erfahrung hat gezeigt, daß bei Auftreten von bestimmten Erkrankungen eine exakt eingesetzte und konsequent eingehaltene Behandlung mit homöopathischen Medikamenten zum gewünschten Erfolg führen kann. Besonders die jahrelange Erfahrung von Tierarzt Dr. Alois Weber in seiner Tierarztpraxis sind in dieses Werk eingeflossen und garantieren für bereits vielfach erprobte Behandlungsratschläge.

Beachten Sie jedoch, daß dieses Buch keinesfalls eine Diagnose durch Ihren Tierarzt ersetzen kann. Wenn Ihr Vogel Krankheitssymptome oder sonstige Beschwerden zeigt, stellen Sie keine Selbstdiagnosen, die die Gesundheit Ihres Tieres gefährden können. Ziehen Sie bei der Anwendung von Behandlungsvorschlägen aus diesem Buch Ihren Tierarzt ins Vertrauen, da er Sie unterstützend beraten wird.

Hinweis: Die in diesem Buch enthaltenen Ratschläge und Behandlungsvorschläge sind von den Autoren sorgfältig ausgewählt und überprüft worden, dennoch muß jegliche Haltung und Gewähr für die Vorschläge und Rezepturen seitens der Autoren oder des Verlages für Personen-, Sach- oder Vermögensschäden ausgeschlossen werden. Dieses Buch kann den Gang zum Tierarzt nicht ersetzen.

Die Autoren

Die Homöopathie

Begründer der Homöopathie ist der deutsche Arzt Samuel Hahnemann, 1755 in Meißen als Sohn eines Porzellanmalers geboren, gestorben 1843 in Paris. Er war zu seiner Zeit einer der gebildetsten Ärzte. Er hat in Leipzig, Erlangen und Wien Medizin, Chemie und Philosophie studiert.

Schon als junger Arzt stellte er die berühmte „Simile-Regel" auf: „Simila, simlilibus, curentur". Das heißt: „Ähnliches kann durch Ähnliches geheilt werden". Was bedeutet nun diese „Ähnlichkeitsregel"?

Hahnemann führte keine Tierversuche zur Erprobung von Heilmitteln durch, sondern erprobte seine Theorien an sich selbst oder an Freunden und Kollegen. Bei seinem berühmten Selbstversuch mit der Chinarinde stellte sich nach Einnahme dieser Substanz Wechselfieber (wie bei Malariaerkrankungen) ein. Indem er eine hochverdünnte (potenzierte) Dosis Chinarinde einnahme, konnte er die Symptome des Wechselfiebers wieder zum Verschwinden bringen.

Homöopathische Mittel werden in folgenden Formen hergestellt:

1. **Flüssig** (Dilution = in Alkohol gelöst). Diese Form ist in der Regel bei Vögel nicht anwendbar, da Vögel Alkohol nicht vertragen.

2. **Tabletten** (mit Milchzucker vermischt). Zur Behandlung von Vögel sehr empfehlenswert, da die Tabletten mit dem Trinkwasser verabreicht werden können.

3. **Globuli** (Milchzucker-Kügelchen). Die Verabreichung erfolgt wie unter Punkt 2.

Ein Zergehenlassen der Tabletten und Globuli auf der Zunge, wie es beim Menschen bevorzugt wird, ist naturgemäß bei Vögeln nicht möglich. Langjährige Erfahrungen der Autoren haben gezeigt, daß bei Behandlung von Vögeln mit homöopathischen Medikamenten, das Schlucken von Tabletten und Globuli (bei Vögeln aufgelöst im Trinkwasser) die uneingeschränkt gleiche Wirkung zur Folge hat.

Was bedeutet die „Potenz“ in der Homöopathie?

Homöopathische Heilmittel werden in stark verdünnter Form angewandt. Aus diesem Grunde können auch Arzneimittel, die in ihrer Ursubstanz hochgiftig sind, wie die Tollkirsche, Arsen, u.v.a., in die Therapie einbezogen werden. Zur näheren Erläuterung wollen wir anhand der Tollkirsche ein Beispiel aufzeigen. Ein Teil der Ursubstanz Tollkirsche wird mit neun Teilen Alkohol gemischt und anschließend mindestens zehnmal kräftig geschüttelt (potenziert). Das Resultat dieses ersten Potenzierungsverfahrens wird mit D1 bezeichnet. Nimmt man jetzt einen Teil D1 der Tollkirsche und verschüttelt diesen einen Teil wiederum mit neun Teilen Alkohol, erhält man Tollkirsche D2. Dieses Verfahren kann man bis zu D200 und mehr fortführen. Dabei bedeutet der Buchstabe D = Dezimal.

Eine andere Art der Potenzierung ist die C-Potenz, bei der ein Teil der Wirksubstanz mit 99 Teilen Alkohol verschüttelt wird.

Tiefe Potenzen:	Urtinktur 0 bis D6 (C6)
Mittlere Potenzen:	D7 bis D24 (C7 bis C24)
Hohe Potenzen:	D30 (C30) bis unendlich

D1 = 1/10	C1 = 1/100
D2 = 1/100	C2 = 1/10.000
D3 = 1/1.000	C3 = 1/1.000.000
D4 = 1/10.000	C3 = 1/100.000.000

Die Stärke (Potenz) eines homöopathischen Arzneimittels hängt vom Verdünnungsgrad ab. Je verdünnter das Arzneimittel, desto stärker wirkt es bei passendem Arzneimittelbild (siehe Kapitel Arzneimittellehre). Das bedeutet, je weniger von der ursprünglichen Substanz nach jeder Verdünnungsstufe enthalten ist, desto stärker ist die Heilkraft!

Für den Vogelhalter ist es wesentlich, die exakte Potenz (z.B. D6) und das Arzneimittel für das jeweilige Krankheitsbild zu kennen. Entnehmen Sie diese Informationen den einzelnen Kapiteln über die jeweiligen Erkrankungen und halten Sie sich genau an die darin empfohlenen Dosierungs- und Verabreichungsvorschriften.

Voraussetzungen für eine erfolgreiche Behandlung mit homöpathischen Arzneimitteln:

1. Genaue Kenntnisse der Erkrankung Ihres Vogels mit ständiger Beobachtung der Krankheitssymptome (Krankheitsbild).
2. Wahl der richtigen homöopathischen Arzneimittel (Arzneimittelbild). Krankheitsbild und Arzneibild müssen passen wie der Schlüssel in das Schloß!
3. Welche Potenz soll das homöopathische Arzneimittel haben? Wie oft und wie lange soll es dem Vogel verabreicht werden?
4. Konsequente Einhaltung der empfohlenen Dosis (sehr oft ist eine jahrelange Therapie erforderlich.

Erstverschlimmerung

Unter Umständen tritt nach den ersten Verabreichungen eines homöopathischen Arzneimittels eine Verschlechterung der Krankheitssymptome ein. Es ist dies ein Zeichen für die Wahl eines richtigen Arzneimittels. Eine Erstverschlechterung kann auftreten, muß aber nicht auftreten. Sollte eine Erstverschlechterung auftreten, setzen Sie das homöopathische Arzneimittel für etwa 24 Stunden ab (Unterbrechung der Behandlung) und beginnen Sie danach von neuem!

Grundprinzipien der Behandlung mit homöopathischen Arzneimitteln

Potenzhöhe: Die Potenzhöhe ändert sich in den verschiedenen Kapiteln des öfteren. Bei akuten Erkrankungen werden in der Regel niedrige Potenzen (D1 und D6) verwendet, bei chronischen Erkrankungen höhere Potenzen (ab D6).

Liegt beispielsweise die Angabe D4/D6 vor, kann man sowohl D4 als auch D6 anwenden. D4 eher bei akuten, D6 eher bei subklinischen, chronischen Erkrankungen.

Bei einer Angabe von beispielsweise D6 – D200, kann jede Potenz die zwischen D6 bis D200 liegt verwendet werden. Je besser das Arzneimittelbild (siehe Beschreibung der homöopathischen Mittel) paßt, desto höher soll die Potenz sein, ebenso bei chronischen Erkrankungen.

Dosis: Es ist gleichgültig ob kleine, leichte oder schwere Vögel behandelt werden, die zu verabreichende Dosis bleibt immer gleich.

1 Tablette entspricht 5 bis 10 Globuli. Es ist gleichgültig ob Sie Tabletten oder Globuli verwenden.

Verabreichungsform: Lösen Sie die Tabletten oder Globuli in Wasser auf und geben Sie diese Lösung ihrem Vogel anstelle des normalen Trinkwassers.

Behandlungsdauer:

a) Bei akuten Erkrankungen behandelt man, bis die Krankheitssymptome verschwinden. Es ist sinnlos aus Sicherheitsgründen länger zu behandeln.
b) Bei chronischen Erkrankungen hingegen ist oft eine lebenslängliche Therapie notwendig.

Aufbewahren der homöopathischen Arzneimittel: Schützen Sie die homöopathischen Arzneimittel vor Feuchtigkeit und direkter Sonneneinstrahlung. Bewahren Sie sie so auf, daß sie für Kinder unerreichbar sind.

Allgemeines über die Untersuchung, das Einfangen und Behandlung von Vögeln mit homöopathischen Medikamenten

Auf eine erfolgreiche Behandlung hat der Vogelhalter einen bedeutenden Einfluß. Durch die genaue Beobachtung seiner Vögel ist es erst möglich, eine Diagnose zu stellen. Eine große Bedeutung in der Diagnosefindung kommt der Beobachtung des Vogels im Käfig zu. Es ist daher eindeutig zu wenig nur festzustellen, daß z.B. der Vogel zu wenig frißt. Auch für eine homöopathische Behandlung ist eine möglichst genaue Beobachtung der Krankheitssymptome mit anschließender exakter Diagnosebildung von entscheidender Bedeutung.

Welche Kriterien sind bei der Beobachtung des erkrankten Vogels wesentlich?

- Untersuchen Sie vorerst die Umgebung des Vogels. Wie schaut die Zusammensetzung und die Form des Kotes aus (Durchfall?, wird Harnsäure in genügender Menge ausgeschieden?)? Ist Erbrochenes im Käfig (oft auf den Sitzstangen)? Befinden sich Fremdbestandteile im Futter oder im Getränkebehälter?
- Wie verhält sich der Vogel? Ist er aufgeplustert, matt oder teilnahmslos? Hat er beim Sitzen die Augenlieder geschlossen? Nimmt er die Umgebung mit wachsamen Augen wahr? Sitzt er auf dem Boden oder auf der Stange?
- Wie ist die Atmung des Vogels? Ist der Schnabel während des Atmens geöffnet? Wippt der Vogel während der Atmung mit dem Schwanz?
- Eine genaue Beobachtung und Beurteilung der Körperöffnungen ist notwendig. Sind die Körperöffnungen sauber oder verunreinigt? Liegt ein Ausfluß vor? Sind Verklebungen feststellbar?
- Beobachten Sie den Harn- und Kotabsatz des Vogels? Ist der Kotabsatz Normal? Muß der Vogel übermäßig pressen? Ist die Kloake sowie die Federn ihrer Umgebung verklebt? Scheidet der Vogel mit seinem Harn oder Kot Blut aus? Ist die Form und Farbe des Kotes und Harnes normal?

Eine direkte Untersuchung eines Vogels ist immer problematisch. Besonders Kleinvögel können beim Einfangen bzw. beim Untersuchen durch den Streß des Einfangens oder Haltens an Herzversagen sterben. Deshalb muß eine derartige Untersuchung besonders schonend und einfühlsam vorgenommen werden. Sollten Sie den Rat eines Tierarztes benötigen, so empfiehlt es sich, daß der Vogelbesitzer seinen Vogel einfängt und auch während der Untersuchung hält. Dadurch wird der Streß, in dem sich der Vogel befindet, herabsetzt. Derartige Untersuchungen lassen sich hin und wieder nicht vermeiden, besonders dann, wenn es darum geht durch Betasten oder Befühlen Krankheiten (beispielsweise Tumore) festzustellen.

Wenn ein Vogel apathisch am Boden sitzt und eher teilnahmslos mit sich manipulieren läßt, muß sein Zustand als schwerkrank bis todkrank eingestuft werden. Gerade bei Kleinvögel ist diese Situation binnen kurzer Zeit erreicht. Oft nur 24 Stunden oder wenige Tagen führen zu diesem kaum noch veränderbaren Zustand. An dieser Stelle muß gesagt werden, daß eine Behandlung von Vögeln nur dann sinnvoll ist, wenn sie möglichst rasch einsetzt. Ein interessierter Vogelbesitzer, der sich täglich über die Fütterung hinaus mit seinem Tier beschäftigt, wird sehr rasch ein verändertes Verhalten oder eine Apathie feststellen können. Gerade in diesem Frühstadium sollte eine Behandlung einsetzen. Jedenfalls empfehlen wir bei der Behandlung von Kleinvögeln sofort eine Herztherapie auf homöopathischer Basis zu beginnen. Dadurch kann man bei schweren Erkrankungen die Überlebenschancen stark verbessern. Außerdem nehmen die Vögel in diesem Stadium noch Futter – wenn auch in geringer Menge – sowie Trinkwasser auf, mit dessen Hilfe man die homöopathischen Arzneimittel verabreichen kann. Die direkte Eingabe von Tropfen ist wegen des Stresses (siehe oben) zu meiden und sollte nur in Ausnahmefällen durchgeführt werden.

Die richtige Methode des Einfangens

Wichtig ist die richtige Methode des Einfangens. Man sollte den Vogel niemals mit der Hand fangen. Das dauert zu lange und führt daher beim Vogel zu einer starken Streßbelastung. Fangen Sie den Vogel mit einem Netz bzw. mit einem Tuch. Dadurch schützen Sie sich auf vor den gefährlichen Schnabelbissen.

Geschwächten Tieren sollte man vor dem Streß des Einfangens vermehrt Sauerstoff aus einer Sauerstoffflasche zuführen.

Alle Arten von Vögeln werden dann auf folgende Art und Weise in der Hand gehalten: Man hält den Vogel mit der linken Hand, wobei mit dem Daumen und dem Mittelfinger der Schnabel und der vordere Teil des Kopfes fixiert werden. Der Zeigefinger übt von oben Druck auf den Vogelkopf aus. Mit der rechten Hand hält man die Beine des Vogels fest, bzw. fixiert das Tuch, sodaß der Vogel nicht mit den Flügeln schlagen kann. Durch diese schonende Behandlung ist eine rasche Untersuchung möglich. Der Tierarzt ist imstande Blut abzunehmen oder Injektionen zu verabreichen.

Folgenden Untersuchungsablauf sollten Sie einhalten:

- Beobachtung und Besichtigung des Vogels im Käfig. Besichtigung der Exkremente (Kot und Harn). Beurteilen Sie die Form und die Konsistenz (hart, weich, flüssig) und die Farbe des Kotes. Wird Schleim oder Blut ausgeschieden? Stimmt das Verhältnis zwischen Kot und Harn (die Harnsäure ist weiß und pastös und liegt dem Kot obendrauf). Untersuchung von Futter und Trinkwasser.
- Befühlen und Betasten des Vogels (Palpation).
- Untersuchung des Schnabels und der Nasenöffnung: Schnabelflossen, Wachshaut, Nasenöffnung und Mundhöhle. Achten Sie auf Ausfluß, Verklebungen, Verschmierungen und auf Erbrochenes.
- Untersuchung der Augen und Augenlieder: Liegen Ausfluß oder Verklebungen vor? Sind die Lider offen oder geschlossen? Ist die Hornhaut rein oder trüb?
- Untersuchung der Ohren: Die Ohren sind normalerweise nur sehr schwer erkennbar, weil sie vollständig von Federn überdeckt sind. Auch hier sollte man auf Ausflüsse, Verklebungen oder Blutungen achten.
- Untersuchung des Federkleides und der Haut: Schuppen, Verletzungen, Verklebungen, Ekzeme, abgebrochene Feder, abgebissene Federn, Verschmutzung im Bereich der Kloake, Ektoparasiten.
- Untersuchung des Kropfes durch Befühlen der Halsgegend: Es kann Erbrechen durch das Betasten ausgelöst werden. Deutet auf abnormalen Kropfinhalt hin.
- Untersuchung der Brustregion: Im Bereich der Brust kann der Ernährungszustand des Vogels sehr gut untersucht werden. Bei Vögeln, die sehr krank sind, oder die wenig gefressen haben, ist der Brustbein-

kamm deutlich fühlbar. Andererseits kann auch eine erhebliche Verfettung durch das Betasten sehr gut festgestellt werden. Achtung auf Tumore!

- Untersuchung der Bauchregion: Achtung auf Tumore! Auch die Legenot läßt sich durch Betasten erkennen.
- Kloake: Verklebungen im Bereich der Kloake deuten auf Durchfall hin. Wird der Kotabsatz behindert, wippen die Vögel während des Pressens mit dem Schwanz. Zu diesem Symptom kommt es auch beim Pressen bei vorhandener Legenot.
- Untersuchung der Ständer: Sitzt der Vogel auf beiden Füßen? Hebt er einen Fuß an, muß untersucht werden, ob ein Knochenbruch (Fraktur) vorliegt. Die Krallen dürfen nicht zu lange sein. Die Farbe der Zehen sowie die Auflagerungen auf der Haut der Zehen müssen untersucht werden.
- Spezielle Untersuchungen wie Röntgen, endoskopische Untersuchung, Kotuntersuchung und Blutuntersuchung sind Sache eines spezialisierten Tierarztes.

Die wichtigsten Vögel in der Heimtierhaltung

Wellensittich

Die Wellensittiche stammen aus Zentral-Australien, wo sie noch heute als freilebende Vogelart anzutreffen sind. Das Klima in Zentral-Australien ist heiß und trocken, man findet dort Habwüste und Steppengebiete.

Wellensittiche gehören zur Familie der Psittacidae (Papageien). Sie werden ca. 20 cm groß, wobei die Schwanzlänge ca. 10 cm ist. Im ausgewachsenen Alter sind Wellensittiche 30 bis 50 Gramm schwer. Die Lebenserwartung beträgt 12 bis 15 Jahre, in Ausnahmefällen bis zu 20 Jahren. Wellensittiche werden mit 4 bis 6 Monaten geschlechtsreif. Sie legen 4 bis 6 Eier und die Brutdauer beträgt 18 Tage. Die jungen Wellensittiche halten sich ca. 30 Tage im Nest auf, bevor sie dieses verlassen.

Die Wellensittiche bleiben in der Regel ein Leben lang bei ihrem Partner. Nur wenn ein Wellensittich stirbt, sucht sich der andere einen neuen Partner. Deshalb ist es vernüftig zwei Wellensittiche (einen männlichen und einen weiblichen) zu halten. Halten Sie niemals zwei Weibchen mit einem Männchen, da in einem solchen Fall ein heftiger Wettstreit zwischen den Weibchen entsteht, und es meist zu erheblichen Verletzungen kommt.

Alle Papageienarten, wie bereits erwähnt gehören auch die Wellensittiche dazu, sind in der Lage Stimmen nachzumachen bzw. Worte oder sogar ganze Sätze zu lernen. Damit dieses Erlernen funktioniert, ist ein absolutes Vertrauensverhältnis zwischen Tierbesitzer und Wellensittich erforderlich. Wichtig ist, daß man den Vogel möglichst bald nach dem Verlassen des Brutnestes erhält, damit die Sozialisation zwischen Mensch und Vogel gefördert wird. Nur Vögel die sich absolut wohl fühlen und die immer bestens betreut werden, sind in der Lage das Sprechen zu erlernen. Meist lernen die Wellensittich-Männchen das Sprechen besser als die Weibchen. Es gibt natürlich auch sprechende Wellensittich-Weibchen, wenn auch seltener als Männchen.

Nymphensittich

Nymphensittiche gehören zur Familie der Papageien und zur Unterfamilie der „Echten Papageien". Sie werden 29 bis 34 cm groß (größer als

Wellensittiche) und erreichen ein Gewicht von 80 bis 100 Gramm. Die Lebenserwartung beträgt 15 bis 20 Jahre. Nymphensittiche haben ihre Heimat in Zentralaustralien, wo sie heute noch als freilebende Vögel vorkommen. Das Klima in Zentralaustralien ist heiß und trocken, man findet dort Halbwüste und Steppengebiete. In den Regenwäldern Australiens kommen sie hingegen nicht vor. Sie sind sehr gesellige Tiere, leben in Schwärmen und gelten als schnellste Vögel Australiens.

Nur wenn es regnet beginnt die Brutzeit, da dann das Nahrungsangebot äußert reichlich ist. Bleibt der Regen aus, findet keine Brutzeit statt. Das Nymphensittichweibchen legt 4 bis 6 Eier im Abstand von zwei Tage. Die Brutdauer beträgt 19 bis 21 Tage. Männchen und Weibchen wechseln sich beim Bebrüten der Eier ab, wobei am Tag das Männchen und in der Nacht das Weibchen brütet. Die Brutpflege wird ebenfalls von beiden wahrgenommen. Die Nestlingszeit beträgt normalerweise 32 bis 35 Tage, danach verlassen die Jungvögel das Nest. Zu dieser Zeit sind die jungen Nymphensittiche bereits flugfähig und kehren nicht mehr in das gemeinsame Nest zurück. Die Jungvögel werden mit einem Alter von 8 bis 10 Monaten geschlechtsreif und beginnen selbst bei günstigen äußeren Bedingungen (Regen und damit mehr Futterangebot) mit der Brutzeit. Nymphensittiche bleiben ein Leben lang mit demselben Partner zusammen.

Zebrafinken

Zebrafinken gehören zur Art der Sperlingsvögel, also nicht zu den Papageien. Die Sperlingsvögel sind die größte Vogelordnung überhaupt. Eine Unterart der Sperlingsvögel sind die Singvögel, denen man die Zebrafinken zuordnet. Sie haben ihre Heimat in Australien, wo man sie im offenen Grasland und in Steppengebieten vorfindet. In den Küstengebieten und in den bewaldeten Teilen des Landes kommen Zebrafinken hingegen nicht vor. Sie halten sich vorwiegend in der Nähe von Wasserstellen auf, wo man auch auf Büschen und Bäumen ihre Nistplätze findet. Sie ernähren sich von Grassamen, verachten aber auch Insekten nicht.

Zebrafinken leben als Paare in großen Schwärmen. Auch während der Brutzeit bleiben diese Vögel sehr gesellig und behalten die Schwarmzugehörigkeit bei. Zebrafinken legen 4 bis 6 Eier, die sie 13 bis 16 Tage bebrüten. Beim Brüten lösen sich Weibchen und Männchen ab. Die Jungvögel verlassen im Alter von 3 Wochen das Nest, mit 6 Wochen sind sie bereits selbständig.

Zebrafinken sind sehr treu. Sie leben ein ganzes Leben lang mit ihrem Partner zusammen. Aus diesem Grunde sollte man Zebrafinken paarweise halten.

Kanarienvögel

Kanarienvögel gehören zur Familie der Finkenvögel, in die Unterordnung der Girlitze. Die Heimat der Kanariengirlitze sind die Kanarischen Inseln. Auf den Kanarischen Inseln herrscht das ganze Jahr ein mildes Klima.

Kanarienvögel ernähren sich hauptsächlich von Grassamen. Die Brutzeit der Kanarienvögel ist das Frühjahr. Die Henne legt bis zu sechs Eier im Abstand von je einem Tag. Die Brutdauer beträgt 14 Tage. Während dieser Zeit wird die Henne vom Männchen gefüttert, da sie das Gelege alleine bebrütet. Da die Eier im Tagesabstand gelegt wurden, schlüpfen die Jungen ebenfalls im Eintagesabstand. An der Fütterung der jungen Kanarienvögel beteiligen sich beide Elternteile. Die Nestlingszeit beträgt 15 bis 17 Tage, dann verlassen die Jungen selbständig das Nest. Ab einem Alter von 5 bis 7 Wochen sind Kanarienvögel erwachsen.

Großpapageien

Großpapageien teilt man nach ihrer ursprünglichen Heimat wie folgt ein:

- Südamerikanische Papageien, wie Amazonen, Aras u.a.
- Afrikanische Papageien, wie Graupapagei, Agaporniden, u.a.
- Australische Großpapageien, wie den Kakadu

Amazonen und Aras

Amazonen

Amazonen stammen aus den Urwaldgebieten Mittel- und Südamerikas. Das Klima dort ist heiß und schwül, bei hoher Luftfeuchtigkeit. Amazonen gehören zur Familie der „Echten Papageien“.

Amazonen werden ca. 25 bis 35 cm groß. Gemeinsam ist ihnen das grüne Federkleid. Die einzelnen Arten unterscheidet man durch die unterschiedliche Farbe der Kopffedern. Arten von Amazonen sind: Rotbugamazone, Weißstirnamazone, Rotstirnamazone, Gelbnackenamazone und viele andere mehr.

Die Lebenserwartung der Amazonen beträgt 40 bis 50 Jahre. Amazonenmännchen gehen bereits frühzeitig eine feste Beziehung mit einem Weibchen ein und bleiben ein ganzes Leben lang treu.

Aras

Die Aras stammen aus dem tropischen und subtropischen Gebieten Mittel- und Südamerikas. Das Klima dort ist heiß, bei hoher Luftfeuchtigkeit.

Aras werden je nach Art 30 bis 90 cm groß und erreichen ein Alter von 40 bis 50 Jahren. Sie bleiben ihrem jeweiligen Partner ein ganzes Leben lang treu (monogam).

Graupapagei und Unzertrennliche (Agaporniden)

Graupapagei

Graupapageien stammen aus den Urwaldgebieten Westafrikas. Sie gehören zur Famie der Papageien und zur Unterfamilie der „Echten Papageien und können bis zu 500 Gramm schwer werden. Die Gesamtlänge beträgt 320 bis 400 mm, die Flügellänge 220 bis 240 mm.

In der freien Wildbahn leben Graupapageien in Schwärmen von 100 bis 200 Vögeln. Ein Graupapageienmännchen sucht sich eine Partnerin, der er sein ganzes Leben lang die Treue hält. Das Weibchen legt 3 bis 5 Eier im Abstand von 2 bis 3 Tagen. Die Bebrütung ist ausschließlich Sache des Weibchens. Die Brutzeit beträgt 30 Tage. Das Weibchen und die Nestlinge werden dann 12 Wochen hindurch vom Männchen ernährt. Danach verlassen die Nestlinge erstmals das Nest. Ab diesem Zeitpunkt werden sie von Männchen und Weibchen gefüttert. Erst mit einem Alter von 4 bis 6 Monaten sind sie in der Lage, selbständig Nahrung zu suchen.

Unzertrennliche (Agaporniden)

Die Unzertrennlichen kommen in den verschiedensten Gebieten Afrikas und deren unterschiedlichen klimatischen Bedingungen vor. Während die Agaporniden mit weißem Augenring im Südosten des afrikanischen

Kontinents (Kenia, Namibia, Malawi) vorkommen, findet man die Agaporniden ohne weißen Augenring sowohl im äthiopischen Hochland (Bergpapagei) als auch in Angola oder auf der Insel Madagaskar (Grauköpfchen).

Bei den Unzertrennlichen handelt es sich um eine relativ kleine Papageienart, die nur ca. 15 cm groß wird. Das Nest wir durch das Weibchen gebaut. Das Weibchen beginnt mit der Eiablage einige Tage nach der Paarung. Es legt 2 bis 5 Eier. Das Weibchen bebrütet die Eier alleine und wird während dieser Zeit (20 bis 25 Tage) vom Männchen gefüttert. Wenn die Jungen geschlüpft sind übernimmt das Weibchen in den ersten 6 Wochen die Fütterung. Die Jungvögel werden mit einem Alter von etwa 2 Monaten selbständig.

Wie fast alle Papageienarten leben die Unzertrennlichen als ein, für ein Leben lang, treues Paar in Schwärmen bis zu 100 Vögeln zusammen. Sie erhielten diesen besonderen Namen deswegen, weil das Ehepaar ständig eng aneinandergeschmiegt, sich liebevoll putzend zusammen auf einem Baumast sitzt. Sie werden auch „Liebesvögel“ genannt (Englisch: „Lovebirds“. Französisch: „Inséparables“).

Die Unzertrennlichen gehören zur Familie der „Echten Papageien“. Unterordnung Kleinpapageien. Man unterscheidet zwei große Gruppen von Unzertrennlichen:

- Arten mit weißem Augenring: z.B. Pfirsichköpfchen, Rußköpfchen
- Arten ohne weißem Augenring: z.B. Orangenköpfchen, Grünköpfchen

Die Unzertrennlichen können nur paarweise gehalten werden. Da sie normalerweise sehr aggressive Vögel sind, sind sie für eine Heimtierhaltung nicht zu empfehlen.

Kakadus

Kakadus stammen aus Australien, Indonesien und von den Philippinen. Sie sind Waldbewohner in feuchten und heißen Klimagebieten.

Kakadus können je nach Art 30 cm (Gelbwangenkakadu) bis 50 cm (Gelbhaubenkakadu) groß werden. Sie leben ein ganzes Leben mit einem Partner zusammen (monogam).

Man teilt sie in zwei große Gruppen:

- Gruppe der schwarzen Kakadus
- Gruppe der weißen Kakadus

– Untergruppe: mit schwarzem Schnabel
– Untergruppe: mit weißem Schnabel

Kakadus können besonders alt werden. Nicht selten erreichen sie ein Alter von bis zu 80 Jahren. Kakadu heißt auf malaysisch „Kneifzange“. Diesen Namen haben sie aufgrund ihres kräftigen, zangenartigen Schnabels erhalten.

Aufbau und Körperfunktion bei Vögeln

Sowohl beim Körperbau (Anatomie) als auch in der Funktion (Physiologie) bestehen bedeutende Unterschiede zwischen Säugetieren und Vögeln.

Der Schnabel

Vögeln dient der Schnabel nicht nur zur Aufnahme des Futters, sondern auch als Kletterinstrument. Viele Papageien verwenden ihren Schnabel, um sich festzuhalten und um zu klettern. Seien Sie im Umgang mit größeren Papageienarten vorsichtig, da der Biß eines derartigen Vogels sehr kräftig sein kann. Diese Papageien können sogar größere Nüsse problemlos knacken.

Der Schnabel zeigt ein ständiges Längenwachstum. Normalerweise wetzt ein Vogel seinen Schnabel selbst ab, sodaß die Länge des Schnabels konstant gleich bleibt. Bei einer Schnabelfehlstellung hingegen, kommt es zu einem unregelmäßigen Wachstum, sodaß der Schnabel vom Vogelhalter gekürzt werden muß.

Das Skelett

Charakteristisch ist die leichte Bauweise der Knochen, wodurch das Fliegen erleichtert bzw. erst möglich wird. Die großen Röhrenknochen sind hohl und nicht mit Knochenmark gefüllt, wie bei den Säugetieren. Die vorderen Gliedmaßen der Vögel sind zu Flügeln umgebildet, die hinteren Gliedmaßen dienen zum Laufen. Bei Papageien findet man vier Zehen, wobei zwei Zehen nach vorne und zwei nach hinten gerichtet sind.

Der Verdauungstrakt

Vögel verwenden zur Nahrungsaufnahme den Schnabel, der gleichzeitig der ersten, groben Zerkleinerung der Nahrung dient. Vögel haben keine Zähne, sondern nur einen scharfen Schnabelrand. Die Zunge ist für die Nahrungsaufnahme ebenfalls sehr wichtig. Die aufgenommene Nahrung wird über den oberen Abschnitt der Speiseröhre in den Kropf transportiert. Der Kropf liegt leicht links von der Mittellinie im unteren Halsdrittel. Je nach Vogelart ist er verschieden groß ausgebildet. Im Kropf wird die Nahrung mit dem Kropfsekret vermengt, vorübergehend aufbewahrt und erst dann in den Magen abgegeben, wenn dieser leer ist.

Über den unteren Abschnitt der Speiseröhre gelangt die Nahrung in den sogenannten Drüsenmagen, wo die eigentliche Verdauung mit Hilfe der Verdauungssäfte des Drüsenmagens beginnt. Anschließend gelangt die Nahrung in den Muskelmagen. Im Muskelmagen findet man den Grit (kleine Steinchen), mit dessen Hilfe die Getreidekörner durch das Zusammenziehen der Muskulatur mechanisch zerkleinert werden. Dadurch wird die Verdauungsarbeit erheblich erleichtert. An den Muskelmagen schließt der Dünndarm an. Von der Leber und der Bauchspeicheldrüse werden entsprechende Verdauungssäfte (Galle, Bauchspeichelfermente) in den Dünndarm abgegeben. Der Dünndarm mündet schließlich in die paarigen Blinddärme. Bei den Papageien sind die Blinddärme aber nur rudimentär ausgebildet (kaum erkennbare, rückgebildete Blinddärme). Der Dickdarm mündet letztendlich in die Kloake. Während bei den Säugetieren Harn- und Verdauungstrakt in ihren Ausscheidungsorganen getrennt sind, münden bei den Vögeln in der sogenannten Kloake der Enddarm, die Harn-, Ei- bzw. Samenleiter gemeinsam.

Der Harntrakt

Die Harnorgane von Vögeln unterscheiden sich sowohl im Aufbau als auch in den Funktionen gänzlich von jenen der Säugetiere. Die paarigen Nieren sind dreilappig aufgebaut und liegen beiderseits neben der Wirbelsäule. Sie sind im Verhältnis zur Körpergröße viel größer als bei Säugetieren. Von den Nieren gehen die Harnleiter zur Kloake. Die Harnblase und die Harnröhre fehlen bei Vögeln gänzlich. Zum Unterschied zu den Säugetieren wird in den Nieren nicht ein flüssiger Harn mit Harnstoff hergestellt, sondern Harnsäure. Die Harnsäure wird durch Rückresorption des Wassers im Harnleiter eingedickt und zusammen mit dem Kot ausgeschieden. Die Ausscheidung der eingedickten Harnsäure wird durch ein peristaltisches Zusammenpressen des Harnleiters ermöglicht. Man findet dann auf dem Kot die weißgelblich, breiige Harnsäuremasse.

Die Atmungsorgane

Aufgrund der Fähigkeit fliegen zu können und den damit verbundenen Anforderungen müssen Vögel über ein besonders leistungsfähiges Atmungssystem verfügen.

Nach dem Rachenraum befindet sich der Anfangstrakt der Luftröhre, das sogenannte Stimmorgan (Syrinx), das dem Kehlkopf eines Säugetieres entspricht. In dieser Syrinx befinden sich die Stimmbänder. Die Luftröhre verläuft links neben der Speiseröhre in den Brustraum zu den paarigen Lungen. Die Lungen sind nicht wie bei den Säugetieren Blindsäcke, sondern sie haben eine Verbindung zu den Luftsäcken (Wellensittiche besitzen 11 Luftsäcke). Die Luftsäcke sind ein Reservoir für die Atemluft. Außerdem durchdringen sie gleichsam alle Hohlräume des Körpers, einschließlich der großen Röhrenknochen und ermöglichen überhaupt erst, daß Vögel fliegen können. Da alle Organe von Luftsäcken umgeben sind, werden sie optimal geschützt, vor allem wenn beim Fliegen besondere aerodynamische Kräfte auf die Organe einwirken.

Das Atmungssystem bei Vögeln ist so konstruiert, daß die eingeatmete Luft zuerst die Lunge passiert, wo der Sauerstoffaustausch stattfindet. Danach wird die Luft, die immer noch sehr sauerstoffreich ist, nicht ausgeatmet, sondern in die Luftsäcke gepreßt. Beim nächsten Atemzug wird ein Teil der Luft der Luftsäcke wieder durch die Lunge nach draußen transportiert. Bei der zweiten Lungenpassage findet wieder der Sauerstoff-Kohlendioxidaustausch statt, sodaß die eingeatmete Luft viel besser genutzt wird als bei Säugetieren.

Sonstige physiologische Besonderheiten

Der Stoffwechsel ist bei Vögeln sehr intensiv. Je kleiner der Vogel, desto intensiver ist er. Aus diesem Grund müssen die Vögel bezogen auf ihr Körpergewicht eine relativ große Futtermenge aufnehmen. Ein Wellensittich mit einem Körpergewicht von 40 Gramm nimmt durchschnittlich 6 Gramm Körnerfutter pro Tag und 3 ml Wasser auf (15 – 20% vom Körpergewicht). Ein erwachsener Mensch müßte vergleichsweise 10 bis 15 kg Nahrung aufnehmen. Daraus folgt, daß ein Nahrungsmittelentzug bei einem Vogel innerhalb von 24 Stunden zu einer lebensbedrohlichen Situation führt. Die Körpertemperatur ist bei Vögeln wegen des intensiven Stoffwechsels wesentlich höher als bei Säugetieren. Bei Wellensittichen und bei Vögeln in ähnlicher Größenordnung beträgt die Normal-Körpertemperatur 41–42 Grad Celsius. Die Herzschlagfrequenz liegt bei Großpapageien zwischen 40 und 60 Schlägen in der Minute, bei Wellensittichen und Unzertrennlichen zwischen 100 und 130 Schläge pro Minute. Die Atemfrequenz ist im Vergleich zum Säugetier sehr hoch. Sie beträgt für größere Vögel zwischen 120 und 300 Atemzügen pro Minute. Bei Kleinvögeln liegt sie zwischen 240 und 400 Atemzügen pro Minute.

Die hohe Körpertemperatur, Herz- und Atemfrequenz benötigen einen intensiven Stoffwechsel, sodaß besonders Kleinvögel sehr empfindlich auf Nahrungsentzug und auf Krankheiten reagieren. Ein Zuwarten mit einer Behandlung von 24 Stunden und mehr, kann sehr häufig den Tod für den Vogel bedeuten. Keine noch so optimale Behandlung ist imstande, diese versäumte Zeit wettzumachen. Beobachten Sie daher täglich sehr genau ihren Vogel. Beginnen Sie rechtzeitig, bei der kleinsten Unstimmigkeit, mit einer Therapie. Sind Sie jedoch unsicher, dann stellen Sie den Vogel noch am selben Tag einem Tierarzt zur Untersuchung und Behandlung vor.

Haltung und Fütterung von Vögeln

Die Haltung

Fast alle unserer Heimvögel sind in freier Natur Schwarmtiere, die innerhalb eines Schwarmes eine lebenslange Ehe mit einem Partner eingehen. Aus diesem Grund ist eine Einzelhaltung der meisten Vögel eher problematisch und wird nur funktionieren, wenn sich zwischen Betreuer und Heimtier eine gute soziale Bindung entwickelt. Dies setzt voraus, daß sich der Tierbesitzer täglich viel Zeit für den Vogel nehmen muß.

Aus der Einzeltierhaltung und einer eventuell bestehenden unzureichenden Bindung Mensch-Vogel entstehen viele psychologische Störungen und auch echte Krankheiten. Krankheiten kann man nicht isoliert auf ein körperliches Gebrechen reduzieren, sondern es muß bei jeder Krankheit, ganz besonders bei chronischen Erkrankungen, das Umfeld miteinbezogen werden. Das Umfeld ist für die psychische und physische Gesundheit eines Vogels in Gefangenschaft von enormer Bedeutung. Ein klassisches Beispiel dafür ist das Federrupfen, das im Extremfall bis zur völligen Nacktheit führen kann. Oft liegt dem Federrupfen keine körperliche Krankheit zugrunde, sondern die Tiere rupfen sich die Federn, als eine Ersthandlung wegen mangelnder sozialer Bindung aus.

Meist sind die Käfige, vor allem die der Großpapageien, viel zu klein, sodaß aus dieser Beengtheit heraus psychisch bedingte Krankheiten entstehen können. Wird ein derartiger Großvogel in einem zu kleinen Käfig gehalten, ist eine Krankheit die logische Folge. Besonders ungünstig sind die bei der Haltung von Großpapageien besonders beliebten Rundkäfige. Papageien die in Rundkäfigen gehalten werden, erkranken häufiger als Papageien, die in rechteckigen Käfigen gehalten werden. Die Grundfläche eines rechteckigen Käfiges sollte mindestens 100 x 70 cm betragen.

Die geeignetste Vogelhaltung ist eine Volière. Schon eine Volière mit einer Breite von 1 bis 2 Metern, einer Tiefe von 1 Meter und einer Höhe von 1,2 bis 2 Metern verbessert auch bei Großvögeln die Situation erheblich. Am besten geeignet, aber nicht immer machbar, ist eine Freivolière im Garten mit einem Vogelschutzhäuschen. Bei optimaler Isolierung können die Vögel dort leicht überwintern.

Die Umgebungstemperatur soll 20 bis 24 Grad Celcius und die Luftfeuchtigkeit 60 bis 70% betragen. Der Standplatz des Käfigs muß vor direktem Sonnenlicht und vor Zugluft geschützt sein. Eine regelmäßige Be- und Entlüftung des Vogelraumes muß aber durchgeführt werden. Das Futterschüsselchen und der Getränkeautomat müssen für den Vogel leicht erreichbar sein. Darüber hinaus müssen sie so angebracht sein, daß sie nicht von Kot verunreinigt werden können.

Sicher angebrachtes Spielzeug wie Spiegel oder Glocke ist sinnvoll. Auf dem Boden des Käfigs sollte Vogelsand aufgebracht werden, da er die Exkremente ausgezeichnet bindet. Um Krankheiten vorzubeugen, ist eine regelmäßige Reinigung des Käfigs, besonders bei Großpapageien, notwendig, Einmal pro Woche muß der Käfigboden mechanisch und gründlich gereinigt werden. Am besten bewährt sich heißes Seifenwasser.

Für die Vögel sollte eine Bademöglichkeit zur Verfügung stehen. Dabei ist zu beachten, daß das Badewasser täglich gewechselt werden muß. Großpapageien müssen sooft als möglich mit lauwarmem Wasser besprüht werden. Nach dem Besprühen dürfen sie keinesfalls einer Zugluft ausgesetzt sein. Am besten prüfen sie den Käfigstandplatz mit einer brennenden Kerze auf das Vorhandensein von Zugluft.

Die Fütterung

Bei Kleinvögeln, wie Kanarienvögeln, Wellensittichen u.a. hat sich zur Fütterung folgende Körnermischung besonders bewährt:

- 60% Hirse
- 30% Glanz
- 10% Gemisch aus Negersaat, Lein, Hafer und etwas Hanf

Bei Großpapageien sollte die Zusammensetzung des Grundfutters folgendermaßen aussehen:

- 60% Sonnenblumenkerne
- 40% Gemisch aus Rohreis, Nachthafer, Hanf, Weizen, geschälten Erdnüssen, Silberhirse, Buchweizen und Glanz

Achten Sie darauf, daß die Körner nicht verdorben (Schimmelbefall) sind und kein Ungeziefer (Getreidekäfer, Motten, usw.) enthalten. Ein verdorbenes oder verunreinigtes Futter darf unter keinen Umständen verfüttert werden.

Zusätzlich muß man den Tieren Hirsekolben, Obst und Gemüse anbieten. Papageien haben Gurken, Maiskolben, Karotten (Mohrrüben) sowie jedes heimische Obst sehr gerne. Verschiedene Kohlgemüsearten, Grüne Bohnen, Fisolen sowie Glashaussalat (Überdüngung) sollten wegen Blähungsgefahr nicht verabreicht werden. Verfüttern dürfen Sie auch verschiedene Kräuterpflanzen wie z.B.: Vogelminze, Löwenzahn, Kreuzkraut (bei Kanarienvögel), Huflattich, Spitzwegerich (bei Kanarienvögel) u.v.m.

Besonders wertvoll für die Ernährung Ihres Vogels sind gekeimte Körner. Die Körner werden über 24 Stunden in Wasser eingelegt. Dadurch beginnen sie aufzuquellen. Nach 24 Stunden wird das Wasser abgeseiht, die Körner werden auf eine Schale gelegt und zugedeckt. Bereits nach 24 bis 48 Stunden entstehen dann Keimlinge, die als wertvolles Futter an die Vögel verfüttert werden können.

Frisches Wasser muß immer ausreichend zu Verfügung stehen. Vögel trinken bezogen auf ihr Körpergewicht relativ viel. Ein Wellensittich mit einem Gewicht von 40 g ca. 3 bis 5 ml (hochgerechnet auf einen Menschen mit 70 kg Körpergewicht, würde dies 7 Liter Wasseraufnahme pro Tag bedeuten). Großpapageien trinken im Verhältnis zu ihrem Körpergewicht etwas weniger, weil sie einen nicht so intensiven Stoffwechsel besitzen.

Außer der oben beschriebenen Nahrung benötigen die Vögel in der Regel keine Futterzusätze. Vermeiden Sie den Kauf von Leckerbissen wie Honigherzen, usw. Hier kann es zu einer unnötigen Gewichtszunahme kommen. Bedenken Sie, daß übergewichtige Vögel ein viel höheres Krankheitsrisiko haben und meist bedeutend kürzer leben. Auch die berühmten Jodkörner sind nicht erforderlich. Normalerweise ist in der Nahrung und im Wasser genügend Jod vorhanden, sodaß es zu keiner Strumabildung (Kropfbildung) bei Wellensittichen kommen kann. Sollten Sie in einer Gebirgsgegend mit bekanntem Jodmangel leben (in derartigen Gegenden kommt es auch häufiger zu Kropfbildungen beim Menschen), kann ein derartiger Futterzusatz unter Umständen sinnvoll sein.

Weiters ist über eine abwechslungsreiche Nahrung, bestehend aus Körnern, Gemüse, Obst und Kräuterpflanzen der Vitaminbedarf bei weitem gedeckt, sodaß eine Zufuhr von künstlichen Vitaminen nicht sinnvoll ist.

Krankheiten und deren Behandlung

Erkrankungen des Federkleides und der Haut

Allgemeines

Erkrankungen der Haut und des Federkleides gehören bei Vögeln zu den am häufigsten vorkommenden Erkrankungen. Haut und Federkleid sind das Spiegelbild der inneren Organe. Erkrankungen der inneren Organe führen mit der Zeit zu Veränderungen der Haut oder des Federkleides. Weiters kommen noch Schädigungen von außen durch Umweltverschmutzung (Küchendämpfe, Schädlingsbekämpfungsmittel, Umweltgifte wie Formalin, usw.) sowie nicht ordnungsgemäße klimatische Bedingungen (zu niedrige Luftfeuchtigkeit, Temperaturschwankungen, Luftzug, usw.) hinzu.

Mauser

Beschreibung: Bei der Mauser handelt es sich um ein physiologisches Geschehen. Dabei kommt es zur Erneuerung des Federkleides. Im Gegensatz zur vorherrschenden Meinung ist die Mauser jedoch an keine Jahreszeit gebunden. Bei der Heimtierhaltung kann die Mauser während eines ganzen Jahres vorkommen. Die Mauser wird sowohl durch die klimatischen Bedingungen in der Wohnung (Überheizung, Zugluft, Temperaturschwankungen, Luftfeuchtigkeit, usw.) als auch von der Ernährung beeinflußt.

Behandlung:

- Stellen Sie optimale Bedingungen für den Vogel her: Raumtemperatur 20 bis 22 Grad Celcius, Luftfeuchtigkeit 60 bis 70%.
- Achten Sie auf eine ausgewogene Ernährung (Körnerfutter, Obst und Gemüse, siehe auch Kapitel Ernährung). Achten Sie auch auf die gute Qualität des Futters.
- Zusätzliches Verabreichen von Vitamintropfen mittels Beimengung zum Trinkwasser ist empfehlenswert.
- Eine verlängerte Mauser wird wie folgt homöopathisch behandelt, eine normale Mauser wird nicht behandelt.

Sulfur D30
Natrium muraticum D12
Je 5 Globuli täglich im Trinkwasser auflösen.

- Bei älteren und dicken Vögeln muß man auch mit Leber- und/oder Nierenschäden rechnen, daher zustätzlich Berberis D4 und Lycopodium D6 verabreichen. Je 5 Globuli täglich im Trinkwasser auflösen.
- Liegt eine hormonelle Störung (Schilddrüse) einer Dauermauser zu grunde, kann durch die Verabreichung von Thyroxinpulver (täglich 1 mg pro kg Körpergewicht im Trinkwasser aufgelöst) eine Heilung erzielt werden.

Federfressen, Federpicken, Federrupfen

Beschreibung: Die Ursachen dieser Krankheit sind äußerst vielfältig. Einerseits können Erkrankungen der Haut oder der inneren Organe dieses Phänomen auslösen, andererseits kann diese Krankheit auch psychisch bedingt sein.

Psychische Ursachen: Langeweile, Veränderung der Umgebung wie z.B. neuer Käfig oder neues Mobilar. Kommt häufig bei zu kleinen Käfigen vor. Besonders die beliebten Rundkäfige bei Großpapageien sind oft die Ursache dieser Erkrankung

Mangelhafte klimatische Verhältnisse: Zu niedrige Luftfeuchtigkeit (die Zentralheizung kann wie Wüstenklima wirken), feiner Luftzug, direkte Sonnenbestrahlung, zu stark wechselnde Temperaturverhältnisse.

Als körperliche Ursachen kommen in Frage: Parasiten wie Milben, Federlinge oder Rote Vogelmilbe. Pilze, Ekzeme und Verletzungen. Störungen der Leber oder Niere (Verfettung, mangelhafte Harnsäureausschüttung, fettige Leberdegeneration) kommen ebenfalls in Frage.

Diese Erkrankung muß immer äußerst ernst genommen werden, da es nicht selten vorkommt, daß beginnendes Federrupfen zum teilweisen oder vollständigen Federausfall führt. Es kann auch zu Verletzungen der Haut kommen, die bis zur Selbstverstümmelung gehen können.

Klinische Symptome: Es handelt sich um eine Krankheit, die hauptsächlich bei großen Papageien vorkommt. Bei Wellensittichen, Kanarienvögel, Zebrafinken und anderen kleineren Vogelarten ist diese Untugend kaum vorzufinden.

Die Vögel zerstören mit dem Schnabel die Federkiele, sodaß die Federn nicht normal auswachsen können. Federn werden zerbissen und gerupft. Teilweise wird auch die Haut mitangenagt, was zu Wunden und bis zur Selbstzerstümmelung führt. Im Extremfall können die großen Blutgefäße unter den Flügeln aufgebissen werden, was Tod durch Verbluten zur Folge haben kann.

Da es sehr viele unterschiedliche Ursachen für diese Erkrankung gibt, ist eine Behandlung sehr schwierig. Beachten Sie der Reihe nach alle nachstehenden Behandlungsratschläge und versuchen Sie, so günstige Bedingungen als möglich für ihren Vogel zu schaffen.

Behandlung:

- Versuchen sie vorerst die psychische Seite dieser Krankheit zu verbessern und zu verändern. Der Tierbesitzer muß dem Vogel mehr Zeit widmen und Zuwendung geben. Es genügt nicht nur, den Vogel ausreichend zu füttern. Vor allem Großpapageien brauchen eine längere und intensive Ansprache durch den Tierbesitzer.
- Umgestaltung der Umgebung. Schaffen Sie einen größeren Käfig an oder errichten Sie eine Zimmervolière. Gestalten sie den Käfig möglichst abwechslungsreich. Äste, Knabbermöglichkeiten und Spielsachen eignen sich besonders gut. Achten Sie jedoch darauf, den Käfig nicht zu überfüllen.
- Überwachen Sie die Raumluft hinsichtlich ihrer Temperatur und Luftfeuchtigkeit und stellen Sie diese entsprechend richtig ein. Raumtemperatur zwischen 20 und 22 Grad Celsius, Luftfeuchtigkeit 60 bis 70 %.
- Lassen Sie Ihren Vogel auf Ekto- und Endoparasiten (äußere und innere Parasiten) untersuchen. Liegt ein Befall vor, so muß entsprechend behandelt werden (siehe weiter hinten).
- Mehrmaliges tägliches Besprühen des Vogels mittels einer Pflanzensprühflasche mit einem Brennesselbad, Kamillenbad oder Ringelblumenbad ist sinnvoll und beruhigt die Haut. Achten Sie darauf, daß der Käfig nicht in Zugluft steht.
- Tägliche Rotlichtbestrahlung, ca. 10 Minuten
- Homöopathische Behandlung:
  – Sulfur D30, als Hautumstimmungsmittel
  – Berberis D4, verbessert die Nierenausscheidung

– Lycopodium D6, verbessert die Leberfunktion
– Natrium muraticum D12, lindert das Hautjucken
– Hyoscyamus D6
– Valeriana D6
– Passiflora D12, verbessert die Gemütslage des Vogels

Je 5 Globuli täglich im Trinkwasser auflösen.

- Baldriantropfen als Pflanzenextrakt, direkt über die Nahrung oder in das Trinkwasser verabreicht, führt zu einer deutlichen Beruhigung eines überaktiven Vogels.
- Liegen bereits Hautverletzungen durch Selbstverstümmelung vor, kann es notwendig werden, durch einen Tierarzt entzündungshemmende, juckreizmildernde Injektionen injizieren zu lassen. Die homöopathische Nachbehandlung (siehe oben) kann dann vom Tierbesitzer selbst durchgeführt werden.
- Beachten Sie, wenn ein Vogel einmal mit dem Federrupfen begonnen hat, daß er auch im Falle einer Heilung, immer gefährdet bleibt, einen Rückfall zu erleiden.
- In manchen Fällen kann auch durch die Verabreichung einer Messerspitze Salz (in einem halben Liter Trinkwasser aufgelöst) eine Heilung erfolgen.

Federzysten

Beschreibung: Unter Federzysten versteht man Vorwölbungen der Haut, die durch mißgebildete Federn entstehen. Diese mißgebildeten Federn können die Haut nicht durchbrechen und verursachen dadurch eine Zyste. Federzysten treten eher selten auf. Die Ursache für die Entstehung von Federzysten dürfte vermutlich eine genetische (erbliche) Disposition sein. Diese Krankheit ist meist bei Kanarienvögeln anzutreffen.

Behandlung:

Nur eine chirurgische Spaltung der Zyste ist sinnvoll. Dabei wird der flüssige Inhalt entfernt. Eine homöopathische Behandlung ist bei dieser Krankheit nicht sinnvoll.

Federverlustsyndrom der Kakadus

Beschreibung: Dabei handelt es sich um eine virusbedingte Erkrankung, die nur bei Kakadus auftritt. Dabei brechen die Federn ab, oder fallen gänzlich aus, sodaß der Vogel nackt werden kann. Diese Krankheit vom Federrupfen zu unterscheiden ist einfach, da hier die Kopffedern ebenfalls betroffen sind.

Behandlung:

- Da es sich um eine Viruserkrankung handelt, empfiehlt es sich, gemeinsam mit ihrem Tierarzt eine Behandlung mit einem Paraimmunitätsinducer (Baypamun®, Fa. Bayer, Leverkusen) durchzuführen. Eine Behandlung pro Woche über einen längeren Zeitraum wäre sinnvoll. Durch den Paraimmunitätsinducer wird die körpereigene Abwehrkraft wesentlich gesteigert, sodaß die Abwehrzellen die Parvoviren besser bekämpfen können.
- Homöopathische Behandlung:
  - Sulfur D30
  - Echinacea angustifolia D12, zur Steigerung der körpereigenen Abwehr

  Je 5 Globuli täglich im Trinkwasser auflösen.
- Gute psychische Betreuung bei gleichzeitig optimaler Umgebungsgestaltung hilft den Krankheitsverlauf günstig zu beeinflussen.
- Eine schulmedizinische Behandlung bei dieser Krankheit ist derzeit nicht bekannt.

Ekzeme der Haut

Allgemeines: Unter Ekzem versteht man eine akute oder chronische Hauterkrankung, die durch eine Überempfindlichkeit der Haut gegen Substanzen (Toxine) oder gegen Krankheitserreger entstehen. Ekzeme können sowohl äußere als auch innere Ursachen haben. Diese Erkrankung der Haut ist oft mit Veränderungen von Federn, Rötung, Quaddelbildung, Pusteln, Krusten oder sogar Geschwürsbildung und vor allem mit starkem Juckreiz verbunden.

Welche Ursachen kommen für die Entstehung von Ekzemen in Frage?

Äußerliche Ursachen:	Federlinge, Rote Vogelmilbe, Hautpilze, bakterielle und virale Erkrankungen.
Innere Ursachen:	Lebererkrankungen, Nierenschäden, Vergiftungen (Bleivergiftung), Innere Parasiten.
Psychische Ursachen:	siehe Kapitel Federrupfen (oben).

Welche parasitären Erkrankungen (Ektoparasiten) kommen in Frage?

Nachstehend werden folgende Ektoparasiten, die bei Entstehen von Ekzemen in Frage kommen, beschrieben und gleichzeitig die Behandlung besprochen:

- Knemidokoptesräude (Kalkbeinmilbe)
- Federlinge
- Rote Vogelmilbe (Dermanyssus spp.)
- Federschaftmilben (bei Kanarienvögel)

Weiters werden im Anschluß:

- Bakteriell und pilzbedingte Ekzeme und
- Erkrankungen innerer Organe als Ursache chronischer Ekzeme bebesprochen.

KNEMIDOKOPTESRÄUDE (Kalkbeinmilbe)

Beschreibung: Diese Räudeform kommt in erster Linie beim Wellensittich vor. Bei anderen Papageienarten ist sie eher selten anzutreffen. Eine Übertragung ist, vor allem bei der Haltung verschiedener Papageienarten, möglich. Die Milbe kann bei direktem Kontakt von Tier zu Tier übertragen werden, wobei infizierte Wellensittiche jahrelang unerkannt Milbenträger bleiben können. Durch Sinken der körpereigenen Abwehrkraft, wobei anhaltender Streß eine besondere Rolle spielt, ist es möglich, daß sich die Milben vermehren und eine klinische Erkrankung hervorrufen.

Klinische Symptome: Betroffen sind der Schnabel, Nasenöffnungen und deren Umgebung, die Ständer und die Kloake (eventuell auch die Bürzeldrüse). Charakteristisch sind schwammartige Auflagerungen mit siebartigem Charakter. Diese Auflagerungen sind steinhart (Kalk! – daher Kalkbeinmilbe).

Behandlung:

Schnabel mit Umgebung, Ständer, Kloake und deren Umgebung werden täglich mit Paraffinöl eingestrichen. Dadurch werden die Bohrgänge der Milben verschlossen, sodaß sie ersticken.

FEDERLINGE

Beschreibung: Federlinge sind relativ große Insekten (1 bis 5 mm) die jedoch bei Papageien, Zebrafinken und Kanarienvögel relativ selten auftreten. Aufgrund ihrer Größe können Federlinge mit bloßem Auge bzw. unter Zuhilfenahme einer Lupe erkannt werden.

Klinische Symptome: Besonders auffällig sind Federschäden bzw. Federausfall. Bei Federlingen handelt es sich um sogenannte „Lästlinge“, das bedeutet, daß die befallenen Tiere starken Juckreiz haben. Durch ständiges Kratzen und Benagen können Hautschäden mit sekundären Ekzemen entstehen. Eine spezielle Art von Federlingen (Amblycera) saugt darüber hinaus auch noch Blut und kann dadurch die Vögel stark schwächen.

Behandlung:

- Pyrethrumspray als Kontaktinsektizid
- Sekundäre Hautschäden verschwinden meist von selbst, wenn die Federlinge beseitigt sind.
- Homöopathische Behandlung:
  - Sulfur D30
  - Kreosotum D4, bei entzündlichen Hautveränderungen (eitrige bis gangrinöse = brandige Hautentzündungen)

  Je 5 Globuli täglich im Trinkwasser auflösen.
- Kräuteranwendung: Besprühen des Vogels mittels einer Pflanzensprühflasche mit einer Mischung aus Kamillen-, Salbei- und Brennesseltee. Achtung: Es darf kein Luftzug vorhanden sein.

ROTE VOGELMILBE (Dermanyssus spp.)

Beschreibung: Die Rote Vogelmilbe kommt in der Heimtierhaltung eher selten vor, kann aber bei allen Vogelarten angetroffen werden. Diese Milbenart ist mit freiem Auge kaum sichtbar. Ihre Größe beträgt 700 Mikrometer, das ist etwas weniger als ein Millimeter. Die Milbe hält sich tagsüber nicht bei den Vögeln auf, sondern sie versteckt sich etwas abseits der Vögel in Ritzen oder ähnlichem. Während der Dunkelheit befallen sie die Vögel. Die Roten Vogelmilben sind Blutsauger.

Klinische Symptome: Durch den ständigen Blutverlust kommt es zu Blutarmut und allgemeiner Schwäche der Vögel. Außerdem erzeugen die Milben während des Saugaktes enormen Juckreiz, der zu Hautekzemen führen kann. Die rote Vogelmilbe kann auch Hund oder Katze und unter Umständen auch den Menschen befallen.

Junge Vögel können durch den Blutverlust zu Tode kommen. Die befallenen Vögel sind während der Nacht sehr unruhig, flattern ständig hin und her und kratzen sich andauernd. Mit Hilfe der Taschenlampe und einer Lupe kann man die Milben leicht nachweisen.

Behandlung:

- Pyrethrumspray verwenden. Wichtig ist, daß die gesamte Umgebung mitbesprüht wird.
- Für eine ausreichende Vitaminversorgung sorgen (siehe Kapitel Ernährung).
- Homöopathische Behandlung:
  - Sulfur D30
  - Kreosotum D4

  Je 5 Globuli täglich im Trinkwasser auflösen.
- Kräuteranwendung: Besprühen des Vogels mittels einer Pflanzensprühflasche mit einer Mischung aus Kamillen-, Salbei- und Brennnesseltee. Achtung: Es darf kein Luftzug vorhanden sein.

NORDISCHE VOGELMILBE

Beschreibung: Die Nordische Vogelmilbe lebt ständig auf dem Vogel und sorgt vor allem während des Tages für ständigen Juckreiz. Bei der Nordischen Vogelmilbe handelt es sich ebenfalls um einen Blutsauger.

Behandlung:

- Pyrethrumspray verwenden
- Für eine ausreichende Vitaminversorgung sorgen (siehe Kapitel Ernährung)

- Homöopathische Behandlung:
  - Sulfur D30
  - Kreosotum D4

  Je 5 Globuli täglich im Trinkwasser auflösen.
- Kräuteranwendung: Besprühen des Vogels mittels einer Pflanzensprühflasche mit einer Mischung aus Kamillen-, Salbei- und Brennesseltee. Achtung: Es darf kein Luftzug vorhanden sein.

FEDERMILBE

Beschreibung: Federmilben kommen in erster Linie bei Kanarienvögel vor. Sie leben im Federschaft der Feder.

Klinische Symptome: Federmilben beschädigen den Federschaft. Es fallen teilweise Federn aus, das Federkleid sieht zerrupft aus. Teilweise brechen auch Federn ab. Durch den bestehenden Juckreiz kratzen sich die Vögel ständig, sodaß es zu Hautverletzungen kommen kann. In Folge können durch die Verletzungen Infektionen entstehen.

Behandlung:

- Pyrethrumspray verwenden
- Für eine ausreichende Vitaminversorgung sorgen (siehe Kapitel Ernährung)
- Homöopathische Behandlung:
  - Sulfur D30
  - Kreosotum D4

  Je 5 Globuli täglich im Trinkwasser auflösen.
- Kräuteranwendung: Besprühen des Vogels mittels einer Pflanzensprühflasche mit einer Mischung aus Kamillen-, Salbei- und Brennesseltee. Achtung: Es darf kein Luftzug vorhanden sein.

BAKTERIELLE UND PILZBEDINGTE EKZEME

Beschreibung: Derartige Ekzeme sind normalerweise eine Folgeerkrankung einer Hautschädigung. Primär liegen zumeist Verletzungen vor, die durch das Benagen des Vogels mit Bakterien und/oder Hautpilzen besiedelt werden. Auch Ektoparasiten kommen als Ursache von derartigen Ekzemen in Betracht.

Klinische Symptome: Bei diesen Ekzemen kommt es zu örtlichen Entzündungserscheinungen wie Rötung und Schwellung, es können Federn verkleben oder ausfallen. Schuppige oder nässende Hautbereiche können entstehen, Juckreiz ist meist ebenfalls vorhanden. Durch das ständige Benagen der erkrankten Hautbezirke werden die Symptome meist verschlimmert. Das Allgemeinbefinden des Vogels kann verändert, muß aber nicht verändert sein. Der Vogelbesitzer darf eine Behandlung seines Vogels nur durchführen, wenn das Allgemeinbefinden seines Vogels normal ist, sowie das Freßverhalten nicht verändert ist.

Behandlung:

- Die erkrankten Hautbezirke müssen gereinigt werden, verklebte Federn gehören entfernt.
- Versuchen Sie die auslösende Ursache (siehe oben) herauszufinden. Beseitigen Sie die auslösende Ursache.
- Lokale Behandlung mittels antibakterieller bzw. antimykotischer Salbe durchführen.
- Legen Sie dem Vogel eine Halskrause an, damit er die betroffenen Hautstellen nicht mehr benagen kann.
- In ganz schweren Fällen müssen Antibiotika bzw. Pilzbekämpfungsmittel mittels Injektion od. über das Trinkwasser verabreicht werden. Dies ist Aufgabe ihres Tierarztes!
- Homöopathische Behandlung:
  - Sulfur D30
  - Kreosotum D4, bei eitrigen, verschorfenden bis nässenden Entzündungen
  - Hepar sulfuris D6, bei eitrigen Entzündungen
  - Psorinum D30, bei nässenden, tiefgreifenden Hautentzündungen

  Je 5 Globuli täglich im Trinkwasser auflösen.

ERKRANKUNGEN INNERER ORGANE ALS URSACHE CHRONISCHER EKZEME

Beschreibung: Besonders Leber- und Nierenerkrankungen können zu Hautveränderungen führen. Bei den Lebererkrankungen sind in erster Linie fütterungsbedingte Leberverfettung bis hin zur fettigen Leberdegeneration und Leberzirrhose zu nennen. Neben einer zu energiereichen Nahrung (Ölsaate, zuwenig Gemüse und Obst) können derartige Leberveränderungen auch nach einer infektiösen Lebererkrankung oder nach einer Vergiftung entstehen.

Dabei sollte man gerade bei Vögeln auf die bekannte Bleivergiftung achten. Viele Vorhänge werden durch einen Bleisaum beschwert, damit der Vorhang schön straff nach unten fällt. Vögel knabbern leidenschaftlich gerne einen Vorhangsaum an und nehmen dann auf diese Art Blei auf, das dann zu einer Bleivergiftung führen kann. Aber auch ein mit Unkrautvernichtungs- und Schädlingsbekämpfungsmittel verunreinigtes Obst, Gemüse oder Getreide kann auf Dauer gesehen zu Leber- und Nierenschäden führen. Können Toxine nicht ausreichend durch Abbau oder Ausscheidung aus dem Körper entfernt werden, sind (auf Dauer gesehen) Hautveränderungen möglich.

Klinische Symptome: Es kommt zu chronischen, therapieresistenten Hautveränderungen mit Juckreiz. Durch Sekundärinfektionen können Bakterien und/oder Pilze (siehe Kapitel vorne) das Krankheitsbild verschlimmern.

Bei größeren Vögeln besteht die Möglichkeit der Blutabnahme aus der Flügelvene. Aus dieser Blutprobe können das Blutbild, sowie Leber- und Nierenwerte bestimmt werden (Leber: AST = Aspartat-Amino Transferase, Gallensäure; Niere: Harnsäure).

Behandlung:

- Eine schulmedizinische Behandlung ist nicht bekannt.
- Fütterungsumstellung: Gut gereinigtes Obst und Gemüse verabreichen.
- Homöopathische Behandlung:
  - Sulfur D30, als Umstimmungsmittel
  - Berberis D4, als Nierenmittel
  - Lycopodium D6
  - Chelidonium D6
  - Flor de Piedra D4, als Lebermittel
  - Arsenicum album D6, wenn eine schwere Erkrankung mit gleichzeitiger Abmagerung vorliegt.

  Je 5 Globuli täglich im Trinkwasser auflösen.
- Eine Untersuchung des Kotes auf Vorliegen von Endoparasiten (innere Parasiten) und die Untersuchung des Vogels auf Ektoparasi-

ten (äußere Parasiten) ist anzuraten. Bei positivem Befund müssen vorerst die Parasiten beseitigt werden (siehe vorhergehende Kapitel).

- Sämtliche Intoxikationsquellen sind zu beseitigen. Beispiele: Bleisaum der Vorhänge, exotische und heimische Giftpflanzen, usw.

Virale Hautentzündungen

PAPOVAVIRUSINFEKTION DER WELLENSITTICHE

Klinische Symptome: Das Virus führt zu einer akuten Hautentzündung mit Federveränderungen. Die Freßlust ist gestört, das Allgemeinbefinden des Vogels ist schlecht. Es entsteht eine akute Leberentzündung mit Bauchwassersucht bzw. Gelbsucht. Die Sterblichkeitsrate ist in akutem Stadium bei jungen Wellensittichen äußerst hoch. Hingegen stehen die typischen, klinischen Symptome bei chronischem Verlauf der Krankheit eher im Vordergrund.

Die jungen Wellensittiche verlieren die Flug- und Schwanzfedern und sind somit flugunfähig. Sie werden dann als „Renner" bezeichnet. Im günstigsten Fall wachsen in einigen Wochen die Federn wieder nach.

Behandlung:

- Eine schulmedizinische Behandlung ist nicht bekannt.
- Baypamun (Fa. Bayer) als Paraimmunitätsinducer zur Ankurbelung der körpereigenen Abwehr.
- Gute Vitaminversorgung
- Homöopathische Behandlung:
  - Echinacea angustifulia D6
    Je 5 Globuli täglich im Trinkwasser auflösen.
  - Engystol (Fa. Heel), ein homöopathisches Injektionspräparat, das auch als Trinkampulle in das Wasser verabreicht werden kann. Eine Ampulle jeden zweiten Tag in das Trinkwasser geben.

DIE „BEAK UND FEATHER DISEASE"

Beschreibung: Bei dieser Krankheit handelt es sich um eine virusbedingte Haut- und Allgemeinkrankheit bei Papageienarten.

Klinische Symptome: Charakteristisch für diese Erkrankung sind die Federveränderungen neben den bestehenden allgemeinen, klinischen Symptomen. Die Federkiele weisen eine sanduhrähnliche Verengung auf. An dieser Verengung brechen die Federn dann ab. Bei chronischem Verlauf dieser Krankheit sehen die Vögel wie zerrupft aus und können teilweise nackt werden. Das Schnabelhorn kann ebenfalls verändert werden (gelb-graue Verfärbung, die Konsistenz des Hornes wird verändert, es verliert die Elastizität). Diese Krankheit führt langsam zum Tod.

Behandlung:

- Eine schulmedizinische Behandlung ist nicht bekannt.
- Baypamun (Fa. Bayer) als Paraimmunitätsinducer zur Ankurbelung der körpereigenen Abwehr.
- Gute Vitaminversorgung
- Homöopathische Behandlung:
  – Echinacea angustifulia D6
    Je 5 Globuli täglich im Trinkwasser auflösen.
  – Engystol (Fa. Heel), ein homöopathisches Injektionspräparat, das auch als Trinkampulle in das Wasser verabreicht werden kann. Eine Ampulle jeden zweiten Tag in das Trinkwasser geben.

POCKEN

Beschreibung: Pocken sind eine virusbedingte Erkrankung, die hauptsächlich bei Kanarienvögeln, selten bei Papageien, zu beobachten ist. Die Übertragung erfolgt von Tier zu Tier. Aber auch über Trinkwasser sowie über blutsaugende Insekten ist eine Pockenübertragung möglich. Pockenviren verursachen nicht nur Läsionen der Haut, sondern können auch die Schleimhaut innerer Organe (Lunge, Speiseröhre, Kropf usw.) befallen.

Klinische Symptome: Die typischen Pockengeschwüre entstehen auf Hautstellen, die frei von Federn sind (Ständer, Schnabel). Es entstehen Papeln bis Knoten mit krustöser Oberfläche. Auf der Schleimhaut findet man diphtheroide Beläge. Die Augenlider sind geschwollen und verklebt. Meistens kommt es zu einem schlechten Allgemeinbefinden des Vogels.

Behandlung:

- Eine schulmedizinische Behandlung ist nicht bekannt.
- Baypamun (Fa. Bayer) als Paraimmunitätsinducer zur Ankurbelung der körpereigenen Abwehr.
- Gute Vitaminversorgung
- Homöopathische Behandlung:
  - Echinacea angustifulia D6 – D12
    Je 5 Globuli täglich im Trinkwasser auflösen.
  - Engystol (Fa. Heel), ein homöopathisches Injektionspräparat, das auch als Trinkampulle in das Wasser verabreicht werden kann. Eine Ampulle jeden zweiten Tag in das Trinkwasser geben.
- Als Prophylaxe in einem gefährdeten Betrieb (Zuchtbetrieb) ist eine vorbeugende Impfung anzuraten.

Erkrankungen der Verdauungsorgane

Erkrankungen des Schnabels

KALKBEINMILBE (KNEMIDOKOPTESRÄUDE)

Siehe Kapitel „Erkrankungen des Federkleides und der Haut“

SCHNABELFEHLSTELLUNGEN

Wellensittich

Beschreibung: Schnabelfehlstellungen kommen hauptsächlich bei Wellensittichen vor und sind bei anderen Heimvögeln relativ selten vorzufinden. Häufig findet man eine abnormale Stellung des Oberschnabels vor, wobei es zu einem ungehemmten Längenwachstum kommt. Der Wellensittich ist nicht imstande, durch Abwetzen des Schnabels das Längenwachstum zu korrigieren. Aber auch beim Unterschnabel kann es zu einem abnormen Längenwachstum kommen (= Kreuzschnabel).

Die Hauptursache muß nicht immer eine angeborene, abnorme Stellung des Schnabels sein, sondern bei männlichen Wellensittichen mittleren Alters (5 bis 7 Jahre) kann der Oberschnabel plötzlich zu wachsen beginnen.

Dabei verändert sich das Schnabelhorn auffallend. Es wird hart, spröde, brüchig mit rauher Oberfläche. Über die Ursachen dieser plötzlich auftretenden Krankheit ist nicht viel bekannt. Neben Vitamin- und Mineralstoffhaushaltsstörungen werden auch hormonelle Ursachen, die vor allem männliche Wellensittiche betreffen, vermutet.

Behandlung:

- Nur ein ständiges Kürzen des Schnabels (ca. alle 4 Wochen) ist sinnvoll.
- Ist das Schnabelhorn spröde, hat sich das Einreiben mit einer Ringelblumensalbe bewährt.
- Achten Sie immer darüber, daß Ihr Vogel an keinem Befall der Kalkbeinmilbe leidet.
- Homöopathische Behandlung
  - Sulfur D30
  - Antimonium crudum D4
  - Silicea D6
  - Thuja D6
  - Graphites D6, nur bei dicken Wellensittichen

  Je 5 Globuli täglich im Trinkwasser auflösen.

Alle anderen Papageienarten

Beschreibung: Bei allen anderen Papageienarten tritt abnormes Wachstum des Schnabels eher selten auf und hat immer eine andere Ursache als bei Wellensittichen. Als Ursache kommen in Frage: Verletzungen, Vitaminmangel: Vitamin A, Vitamin D und Biotin, der Vogel wetzt seinen Schnabel nur unzureichend ab oder eine angeborene Fehlstellung des Schnabels.

Behandlung:

- Verletzungen sind möglichst rasch zu behandeln, wegstehende Hornteile müssen entfernt werden. Rauhes Horn mit Schmirgelpapier (feine Sorte) glätten.
- Stellen Sie dem Vogel „Knabberhilfen“ wie Hollunder- und Apfelzweige zur Verfügung.

- Das Horn mit Ringelblumensalbe einstreichen
- Achten Sie auf eine ausgewogene Ernährung. Steigern Sie die Vitaminzufuhr.
- Homöopathische Behandlung:
  - Sulfur D30
  - Antimonium crudum D4
  - Silicea D6
  - Thuja D6

  Je 5 Globuli täglich im Trinkwasser auflösen.

SCHNABELHÖHLENENTZÜNDUNGEN

Beschreibung: Entzündungen im Bereich der Schnabelhöhle kommen bei Vögeln eher selten vor. Bei Kanarienvögeln und bei Prachtfinken kann man weiche Beläge bei einer Pilzinfektion (Soor – verursacht durch Candiden) vorfinden. Bei Kanarienvögeln können diphteroide Beläge im Zuge einer Pockeninfektion auftreten.

Liegt eine Pockeninfektion vor (siehe Kapitel Pockenerkrankungen), treten zusätzlich Hautläsionen auf. Auch bei einer Viruserkrankung kann es zu Entzündungen der Mundschleimhaut kommen.

Behandlung:

- Verabreichen Sie Kamillentee
- Achten Sie auf ausgewogene Futtergabe, geben Sie keinesfalls verdorbenes Futter.
- Homöopathische Behandlung:
  - Echinacea angustifolia D6
  - Hepar sulfuris D6, bei eitrigen Entzündungen
  - Mercurius solubilis D12, bei eitrigen Entzündungen
  - Borax D4, hat sich bei allen Entzündungen der Mundschleimhaut bewährt.

    Je 5 Globuli täglich im Trinkwasser auflösen.
  - Engystol (Fa. Heel), ein homöopathisches Injektionspräparat, das auch als Trinkampulle in das Wasser verabreicht werden kann. Eine Ampulle jeden zweiten Tag in das Trinkwasser geben.

SPEICHELDRÜSENABSZESS

Beschreibung: Speicheldrüsenabszesse werden vornehmlich bei Graupapageien beobachtet. Warum andere Arten kaum an Speicheldrüsenabszessen erkranken ist nicht bekannt. Es ist möglich, daß das Freßverhalten der Graupapageien dafür verantwortlich ist.

Klinische Symptome: Im Bereich der Kehle werden Umfangsvermehrungen ertastbar und auch sichtbar. Diese, bis zu bohnengroßen Umfangsvermehrungen, enthalten eine käsige Masse. Das Allgemeinbefinden ist dann meist gestört, wenn gleichzeitig eine Erkrankung der Luftröhre und Bronchien vorliegt.

Behandlung:

- Eine chirurgische Spaltung (durch den Tierarzt) und Ausräumung der käsigen Masse ist die wichtigste Maßnahme.
- Gleichzeitig beginnen Sie mit der homöpathischen Behandlung:
  - Hepar sulfuris D6
  - Mercurius solubilis D12
    Je 5 Globuli täglich im Trinkwasser auflösen.
  - Engystol (Fa. Heel), ein homöopathisches Injektionspräparat, das auch als Trinkampulle in das Wasser verabreicht werden kann. Eine Ampulle jeden zweiten Tag in das Trinkwasser geben.

VERHORNUNG DER ZUNGENSPEICHELDRÜSE

Klinische Symptome: Die Tiere werden, da die Krankheit langsam und chronisch verläuft, apathisch. Das Freßverhalten wird mechanisch beeinträchtigt. Die Vögel magern ab. Bei der Betrachtung der Schnabelhöhle fallen an der Zungenbasis verhornte Bereiche auf. Dabei handelt es sich um verhornte Teile der Zungenspeicheldrüse.

Ursache: Die Ursache ist Vitamin A-Mangel. Vitamin A ist das Wachstums- und Epithelschutzvitamin. Bei einem Mangel an Vitamin A kommt es zu Verhornungen vom Epithelgewebe, vor allem in der Schnabelhöhle. Durch die Verhornung wird in Folge die örtliche Widerstandskraft herabgesetzt, sodaß Sekundärinfektionen mit Pilzen und Bakterien leicht entstehen können.

Getreidesamen enthalten wenig Vitamin A. Wenn eine einseitige Samenernährung erfolgt, kann ein Vitamin-A-Mangel entstehen.

Behandlung:

- Zufuhr von Vitamin A und Vitamin E
- Vermeiden Sie einseitige Ernährung. Füttern Sie Karotten zu.
- Homöopathische Behandlung:
  - Borax D3
  - Hepar sulfuris D6
  - Belladonna D3

  Je 5 globuli täglich im Trinkwasser auflösen

KROPFENTZÜNDUNGEN

Klinische Symptome: Der Kropf ist bei Vögeln ein für Erkrankungen besonders anfälliges Organ. Auffällig ist das Hervorwürgen und Erbrechen des Kropfinhaltes. Beim Hervorwürgen des Kropfinhaltes führt der Vogel eine Schleuderbewegung mit dem Kopf durch, wodurch der schleimige Kropfinhalt herausgeschüttelt wird. Man findet daher stets die unmittelbare Umgebung des Vogels durch den Kropfinhalt verschmutzt vor. Außerdem verklebt der Kropfinhalt die Federn im Kopfbereich des Vogels. Häufig sind Kropfentzündungen von Durchfällen begleitet (siehe nachfolgende Kapitel). Es ist eher schwierig durch Betrachten des Kropfes eine Kropferweiterung festzustellen. Am besten man betastet den Hals, um einen eventuell vergrößerten oder überladenen Kropf festzustellen. Durch das Betasten kann man leicht einen Würgereiz auslösen.

Vögel, die an einer Kropfentzündung erkrankt sind, werden in der Regel nicht mehr ganz gesund. Eine ständige, nötigenfalls lebenslange Behandlung ist daher erforderlich. Verwechseln Sie jedoch das Erbrechen bei einer Kropfentzündung nicht mit der sogenannten „Werbefütterung" der männlichen Wellensittiche. Wellensittichmännchen würgen nämlich beim Balzen Kropfinhalt hervor, den sie dem umworbenen Weibchen darbringen. Sind keine weiblichen Wellensittiche vorhanden, kleben sie den Kropfinhalt auf Spielsachen, Gitterstäbe und ähnliches.

Das Balzverhalten kann man von der Kropfentzündung unterscheiden, da bei der Kropfentzündung der hervorgewürgte Kropfinhalt mittels

Schleuderbewegung des Kopfes herausgeschüttelt wird. Diese Schleuderbewegung fehlt beim Balzverhalten gänzlich.

Ursachen:

- Verletzungen der Kropfschleimhaut
- Bakterielle, virale Erreger, Pilzinfektionen wie Candiden usw.
- Intoxikationen durch verdorbene Futtermittel (Schimmelpilzbefall)
- Futterüberladung mit Kropferweiterung

Behandlung:

- Verabreichen Sie Kamillentee und Leinsamenschleim zum Trinken.
- Nur eingeweichte Körner verfüttern. Die Körner werden dabei über Nacht in Kamillentee gelegt und dann verfüttert. Diese Körner dürfen allerdings nur maximal 24 Stunden als Futter angeboten werden (damit kein Schimmelpilzwachstum stattfinden kann).
- Die Kolbenhirse muß während des Behandlungszeitraumes gänzlich aus dem Futter entfernt werden. Nur weiches Obst zufüttern. Behandlungszeitraum: mehrere Wochen.
- Hat der Vogel gleichzeitig Fieber bzw. frißt er schlecht, dann kann unter Umständen eine antibiotische Behandlung (Tierarzt) erforderlich werden.
- Homöopathische Behandlung: Diese Behandlung ist besonders als Langzeitbehandlung wertvoll!
  - Belladonna D3
  - Bryonia D4
  - Hepar sulfuris D6
  - Echinaceae ang. D6, zur Steigerung der körpereigenen Abwehr Je 5 Globuli täglich im Trinkwasser auflösen.
  - Mucosa comp. Injeel forte (Fa. Heel) als Trinkampulle zweimal die Woche dem Kamillentee beigeben.

MAGEN- UND DARMERKRANKUNGEN

Allgemeines: Die Ursachen für Magen- und Darmerkrankungen bei Vögeln sind äußerst vielfältig. Wie beim Menschen können bestimmte Erkrankungen nur durch Spezialuntersuchungen, wie z.B. Röntgen, Laboruntersuchung, endoskopische Untersuchung usw., festgestellt werden. Für den Laien sind daher nur zwei wesentliche Symptome bei Magen- und Darmerkrankungen leicht diagnostizierbar bzw. feststellbar:

1. Durchfallerkrankungen und
2. Verstopfungen

Durchfallerkrankungen

Allgemeines: Der Kot von Vögeln besteht im wesentlichen aus zwei Komponenten:

- dem grünbraunen Kot im fester Konsistenz und
- der weißgelblichen, pastösen Harnsäuremasse aus dem Nierensystem.

Die Harnsäuremasse liegt dem Kot obenauf. Der Kot ist fest und zerfließt nicht. Bei Durchfall ist das Gefieder rund um die Kloakenöffnung verklebt, sodaß es des öfteren vorkommt, daß der Vogel nicht mehr Kot absetzen kann, da die verklebten Federn wie ein Stoppel wirken. Beobachten Sie täglich die Ausscheidung Ihres Vogels. Beachten Sie auch, daß eine Therapie nur dann erfolgsversprechend ist, wenn sie rasch eingesetzt wird.

Das Allgemeinbefinden des Vogels kann verschlechtert sein. Vor allem dann, wenn bakterielle oder virale Erkrankungen die Ursache des Durchfalls sind. Allerdings kann bei leichten Intoxikationen (siehe unten) oder bei geringen Endoparasitenbefall (siehe unten) anfangs das Allgemeinbefinden durchaus noch normal sein.

Als Ursachen für Durchfallerkrankungen kommen in Frage:

- Intoxikationen: Unverträgliche Futtermittel (z.B. menschliche Nahrung), verschimmeltes oder verdorbenes Futter, Vergiftungen durch Schwermetalle (Bleivergiftung), Schädlingsbekämpfungsmittel.
- bakterielle oder virale Infektionen
- Endoparasiten

INTOXIKATIONEN ALS URSACHE FÜR DURCHFALLERKRANKUNGEN

Intoxikationen als Ursache für Durchfallerkrankungen kommen häufig vor. Unglaublicherweise sind viele Vogelbesitzer sogar stolz darauf, wenn der Vogel mit ihnen mit ißt. Häufig nehmen Vögel auch Käse, Wurst oder Süßigkeiten an. Da aber die menschliche Nahrung für einen Vogel viel zu stark gewürzt ist, kann eine derartige Vorgangsweise zu heftigen Durchfällen führen.

Bei unsachgemäßer Lagerung kommt es oft vor, daß Futtermittel verderben oder verschimmeln. Vor allem nur leicht verschimmeltes Futter ist bei oberflächlicher Betrachtung nur schwer erkennbar. Bei verdorbenem Futter sind es vor allem Getreidemilben oder andere Getreideschädlinge, die Durchfallerkrankungen hervorrufen. Verfüttern Sie keine Lebensmittel die stark gedüngt sind oder solche die mit Schädlingsbekämpfungsmitteln behandelt worden sind. Aber auch verschiedene Gemüsearten können Blähungen und Durchfall verursachen. Dies sind vor allem Kohl, kohlartiges Gemüse, Fisolen, grüne Bohnen, usw. Auch ungewaschenes Obst kann aufgrund der meist verwendeten Schädlingsbekämpfungsmittel zu Durchfallerkrankungen führen.

Zu dieser Gruppe von Erkrankungen gehören auch die echten Vergiftungsfälle. Vergiftungen werden häufig durch das Ankabbern von giftigen Zimmerpflanzen ausgelöst. Fast alle Zimmerpflanzen sind für die Vögel (mehr oder weniger) giftig. Neben Erkrankungen des Magen- und Darmtraktes kommt es bei derartigen Vergiftungen zu massiven Verschlechterungen des Allgemeinbefindens und zu Störungen des Herz-/Kreislaufsystems.

Besonders häufig sind Vergiftungen mit Blei zu beobachten. Durch Anknabbern und Ablecken von bleihältigen Farben und durch das Ankanbbern von Bleisaum bei Vorhängen treten häufig Bleivergiftungen auf. Dabei hängt der Grad der Vergiftung von der aufgenommenen Bleimenge ab. Höhere Mengen führen zu einer akuten Intoxikation, geringere Mengen zu einer chronisch verlaufenden Bleivergiftung.

Klinik von Intoxikationen:

Im Anfangsstadium haben die Vögel vermehrt Durst. Anschließend kommt es zu Erkrankungen des Magen-Dram-Traktes. Es kann gelegentlich Erbrechen auftreten. Fast immer kann Durchfall beobachtet werden. Bei schweren Erkrankungen ist das Allgemeinbefinden empfindlich verschlechtert. Die Tiere sind apathisch, die Federn gesträubt. Es können Krämpfe auftreten oder die Vögel sitzen gekrümmt auf ihren Sitzstangen. Da Intoxikationen normalerweise zu einer haemorrhagischen (blutigen) Entzündung führen, sind die Exkremente schleimig-blutig. Neben dem Magen- und Darmtrakt sind zumeist auch Leber und Niere betroffen. Besonders bei chronisch verlaufenden Intoxikationen kommt es zu massiven Leber- und Nierenschädigungen. Bei Bleivergiftungen kommt es darüberhinaus noch zu einer Schädigung des Nervensystems. Dadurch kann es zu Erblindung und zu Lähmungserscheinungen kommen.

Behandlung von Intoxikationen:

- Versuchen Sie die Ursachen für die bestehende Intoxikation herauszufinden.
- Suchen Sie bei Verdacht auf eine Bleivergiftung oder einer anderen Art von Schwermetallvergiftung einen Tierarzt auf. Bei Schwermetallvergiftung hat sich als Gegenmittel EDTA sehr bewährt.
- Auf vitaminreiche Ernährung achten. Eine zusätzliche Vitamin- und Mineralstoffzufuhr ist günstig.
- Homöopathische Behandlung:
  - Cardiacum Tab. (Fa. Heel), eine Tablette täglich im Trinkwasser auflösen
  - Carduus marianus D2, als Lebermittel
  - Lycopodium D6, als Lebermittel
  - Berberis D4, als Nierenmittel
  - Arsenicum album D6, bei schweren Störungen des Allgemeinbefindens (achten Sie auf ausreichende Flüssigkeitszufuhr, nötigenfalls Infusionen beim Tierarzt)
  - Lymphomyosot (Fa. Heel), nach der Krankheitsphase als Entgiftungs- und Ausleitungsmittel. Je 5 Globuli oder 5 Tropfen täglich im Trinkwasser auflösen.

BAKTERIELLE DURCHFALLERKRANKUNG

Beschreibung: Bei den Vögeln findet man spezifische, bakterielle Durchfallkrankheiten, wie Pseudotuberkulose oder Salmonelleninfektion. Besonders gefährdet, eine derartige Erkrankung zu bekommen, sind Vögel, die in einer Freivolierè gehalten werden, da sie Kontakt mit freilebenden Artgenossen haben. Aber auch chronisch infizierte Vögel als Dauerausscheider kommen als Infektionsquelle in Frage.

Daneben kommen bei Vögeln im Zuge einer Durchfallerkrankung häufig sogenannte fakultativ pathogene Keime vor. Fakultativ pathogene Keime sind Darmbewohner, die sich bei einer Resistenzschwäche plötzlich vermehren können. Dabei drängen Sie die normalen, gesunden Darmbakterien zurück, was dann Durchfall zur Folge haben kann. Als Resistenzminderungsgründe kommen in Betracht:

- Streßsituationen (Futterumstellung, Transport, klimatische Belastung, Lärm, usw).
- Mangelkrankheiten durch fehlerhafte Ernährung (Vitaminmangel, Mineralstoff- und Spurenelementfehlernährung, menschliche Nahrung, verdorbene Futtermittel, usw.)
- Endoparasiten (innere Parasiten)
- Tumore
- Schwächung der Abwehr durch einen starken Ektoparasitenbefall (äußere Parasiten)

Klinische Symptome: Es kommt zu Durchfallerkrankungen mit schleimigen bis blutigen Stühlen. Das Allgemeinbefinden ist zumeist verändert. Es empfiehlt sich eine bakteriologische Untersuchung, falls man Besitzer mehrerer Vögel ist. Die Tiere sind meist apathisch, bei Fieber sind sie aufgeplustert. Bei chronischem Verlauf ist Abmagerung typisch.

Behandlung:

- Liegt eine Verschlechterung des Allgemeinbefindens vor, ist eine antibiotische Behandlung erforderlich (Tierarzt).
- Bei sehr starken Durchfällen ist ein Flüssigkeitsersatz mittels Infusionen zweckmäßig (Tierarzt).
- Kamillentee und Ringelblumentee zum Trinken geben.
- Immer eine Herz- und Kreislauftheraphie durchführen: Cardiacum Tab. Eine Tablette täglich im Trinkwasser auflösen.
- Homöopathische Behandlung:
  - Antimonium crudum D6, wenn Durchfall mit Verstopfung wechselt
  - Arsenicum album D6, wenn eine schwere Erkrankung mit Apathie und Freßunlust vorliegt
  - Nux vomica D6, bei jeder Durchfallerkrankung
  - Mercurius solubilis D12, bei jeder Durchfallerkrankung
    Je 5 Globuli täglich im Trinkwasser auflösen.
  - Mucosa comp. (Fa. Heel) als Trinkampulle zweimal in der Woche in das Trinkwasser geben; zum Schleimhautaufbau

VIRALE DURCHFALLERKRANKUNG

Beschreibung: Zahlreiche Virusinfektionen können Durchfall hervorrufen. Besonders erwähnenswert sind die nachfolgend beschriebenen: Newastle-Disease oder Geflügelpest, Psittakose oder Ornithose-Papageienkrankheit und die Pacheco's Disease (bei Papageien)

Newcastle Disease (Geflügelpest)

Sie kommt bei Singvögeln, Kanarienvögeln, Papageien und ganz besonders beim Haushuhn vor. Es handelt sich um eine Viruserkrankung mit hoher Kontagiosität (Ansteckungskraft). Häufig werden Heimvögel von freilebenden Vögeln oder Haushühnern angesteckt (Freivolierè).

Die Tiere zeigen Apathie, Freßunlust und Fieber (aufgeplustert). Auffällig ist eine Bindehautentzündung mit Ausfluß und ein starker, grünlicher Durchfall. Bei chronischem Verlauf dieser Krankheit ist eine Erkrankung des Nervensystems wahrscheinlich. Es besteht eine hohe Letalität (Sterblichkeit).

Pacheco's Disease

Dabei handelt es sich um eine Herpesvirusinfektion von Papageien. Bei anderen Vogelarten kommt diese Krankheit nicht vor.

Es besteht Apathie, Freßunlust und Fieber (aufgeplustert). Teilweise wirken die Vögel lethargisch. Es kommt zu gelblichem bis blutigem Durchfall. Es besteht eine hohe Todesrate.

Psittakose (Ornithose, Papageienkrankheit)

Es handelt sich dabei um eine ansteckende Krankheit der Papageien. Neben den Papageien können auch verschiedene Singvögel, Kanarienvögel und in Großstädten auch Tauben betroffen sein. Den Erreger dieser Krankheit nennt man Chlamydia sp. Bei der Psittakose handelt es sich um eine anzeigepflichtige Krankheit (Behörde), da sie auf den Menschen übertragbar ist. Beim Menschen kann sie dann zu einer Lungenentzündung führen.

Anfänglich hat der Vogel eine Bindehautentzündung mit eitrigem Ausfluß. Apathie, Freßunlust und Fieber (aufgeplustert) sind typisch. Anschließend stellt sich grünlicher Durchfall ein. Weiters ist ein Nasenausfluß und ein erschwertes Atmen zu beobachten.

Behandlung viraler Durchfallerkrankungen:

- Besteht ein Verdacht einer Psittakose (vor allem nach einem Ankauf), muß die Veterinärbehörde informiert werden. Auch Tierärzte sind zur Anzeige verpflichtet. Eine selbständige Behandlung des Tierbesitzers ist nicht zulässig. Die Veterinärbehörde bestimmt die Art der Behandlung und die Dauer der Quarantäne.
- Bei Viruserkrankungen bewährt sich der Einsatz von Paraimmunitätssinducer (Baypamun, Fa. Bayer) durch einen Tierarzt, einmal die Woche.
- Homöopathische Behandlung:
  - Echinacea ang. D6
    Je 5 Globuli täglich im Trinkwasser auflösen.
  - Engystol (Fa. Heel), ein homöopathisches Injektionspräparat, das auch als Trinkampulle in das Wasser verabreicht werden kann.

  Eine Ampulle jeden zweiten Tag in das Trinkwasser geben.
  - Nux vomica D6, bei jeder Durchfallerkrankung
  - Mercurius solubilis D12, bei jeder Durchfallerkrankung
  - Carduus marianus D2, als Lebermittel
  - Berberis D3, als Nierenmittel
    Je 5 Globuli täglich im Trinkwasser auflösen.
  - Mucosa comp. (Fa. Heel) als Trinkampulle einmal in der Woche in das Trinkwasser geben; zum Schleimhautaufbau

ENDOPARASITEN

Einzellige Parasiten

Einzellige Parasiten können vor allem bei Jungvögeln bedeutende Durchfälle auslösen. Viele Vögel sind Träger derartiger Parasiten, ohne klinisch zu erkranken. Kommt es aber infolge einer Streßsituation zu einer Resistenzminderung, können sich derartige Parasiten stark vermehren und zu einer heftigen Durchfallerkrankung führen, die unter Umständen sogar tödlich enden kann.

Bei einzeln gehaltenen Vögeln ist ein Befall von einzelligen Parasiten normalerweise ohne Bedeutung. Nur bei Züchtern bzw. Vögeln in Freivolierè, die mit freilebenden Vögeln Kontakt haben kommt es zu derartigen Erkrankungen. Zu den einzelligen Parasiten zählt man Kokziden und Giardia sp.

Würmer

Folgende Arten von Würmern kommen bei Vögeln vor:

- Spulwürmer (Ascaridia)
- Haarwürmer (Capillaria)
- Bandwurmarten (Zestoden)

Bei einzeln gehaltenen Vögeln ist ein Befall von Endoparasiten normalerweise ohne Bedeutung. Nur bei Züchtern bzw. Vögeln in Freivolierè, die mit freilebenden Vögeln Kontakt haben, kommt es zu derartigen Erkrankungen. Bei freilebenden Tieren ist ein Endoparasitenbefall durchaus normal. Es bildet sich ein Gleichgewicht zwischen Wirt (Vogel) und Parasit.

Durch Krankheiten, Mangelernährung oder anhaltende Streßsituationen kann es zu einer Resistenzminderung kommen, sodaß sich die Parasiten stark vermehren können, was dann zum Tode des Wirtes führen kann. Achten Sie also darauf, Ihre Heimvögel frei von Parasiten zu machen.

Bei starkem Befall kommt es zu Apathie, Freßunlust, Abmagerung und zu chronischem, therapieresistentem Durchfall. Bei sehr starkem Befall können Wurmklumpen im Dünndarm einen Darmverschleiß verursachen.

Behandlung und Vorbeugung:

- Einmal jährlich sollte man eine Kotuntersuchung durchführen
- Bei jedem neu zugekauftem Vogel ist ebenfalls eine Kotuntersuchung anzuraten.
- Wurde ein Wurmbefall festgestellt, ist eine Entwurmung über das Trinkwasser vorzunehmen. Die Medikamente erhalten Sie bei Ihrem Tierarzt.
- Neben der Entwurmung muß die Hygiene verbessert werden. Spulwürmer und Haarwürmer entwickeln sich im Kot und dringen aktiv ein, bei Bandwürmern sind Insekten (als Zwischenwirt) Überträger. Kokzidien- und Giardienerkrankungen werden ebenfalls durch schlechte hygienische Bedingungen gefördert.
- Homöopathische Nachbehandlung:
  - Nux vomica D6
  - Mercurius solubilis D12

    Je 5 Globuli täglich im Trinkwasser auflösen.
  - Mucosa comp. (Fa. Heel) als Trinkampulle einmal in der Woche in das Trinkwasser geben.

Verstopfung

Beschreibung: Verstopfungen sind bei Vögeln eher selten anzutreffen. Bei geringer Verstopfung kann man nur durch genaue Beobachtung des Vogels eine Diagnose erstellen. Man beobachtet dabei eine geringe Kotabsatzfrequenz und eine Verhärtung des Kotes. Ein Vogel setzt normalerweise 3 bis 6 mal in der Stunde Kot ab, jedoch mit großen individuellen Schwankungen.

Klinische Symptome: Es kommt zu vermindertem Kotabsatz und zur Verhärtung des Kotes. Der Vogel setzt die Bauchpresse beim Kotabsatz ein, das heißt er wippt während des Kotabsatzes mit dem Schwanz. Der Kot ist meist heller, grau verfärbt und vergrößert. Liegt ein Darmverschluß vor, hört der Kotabsatz gänzlich auf.

Ursachen:

- Futter: Schwer verdauliches Futter, verdorbenes Futter
- Beeinträchtigung der Peristaltik bei Intoxikationen, Parasiten, Leberschäden wie Leberverfettung und Leberzirrhose
- Darmverschluß, verursacht durch Tumore oder Fremdkörper
- Legenot
- Verklebte Federn im Bereich der Kloake nach Durchfallerkrankungen
- Erkrankungen der Kloake

Behandlung:

- Grundsätzlich ist die Behandlung einer Verstopfung bei Vögeln schwierig. Es dürfen keine Abführmittel verwendet werden. Die Behandlung richtet sich nach der Ursache.
- Futterumstellung, verwenden Sie geschrotete Leinsamen
- Leinsamenschleim als Trinkwasser verabreichen, ev. Paraffinöl zusetzen (Achtung, kein Rhizinusöl)
- Tumore und Legenot beim Tierarzt behandeln lassen
- Homöopathische Behandlung:
  - Nux vomica D6
  - Graphites D6, bei fetten Tieren
  - Aluminea D6, bei älteren Vögel mit chronischer Verstopfung

  Je 5 Globuli täglich im Trinkwasser auflösen.

Erkrankungen der Atmungsorgane

Allgemeines

Erkrankungen der Atemwege sind bei Heimvögeln relativ häufig anzutreffen. Vor allem ungünstige, klimatische Verhältnisse begünstigen deren Entstehung. Beispielsweise ist in einer Wohnung mit Zentralheizung die Luftfeuchtigkeit meist viel zu niedrig, sodaß nahezu (für den Vogel) ein Wüstenklima vorherrscht.

Außerdem erzeugen Zentralheizungen einen Luftzug, wogegen unsere exotischen Heimvögel besonders empfindlich sind. Aber auch giftige Wohnungsdämpfe können bei der Entstehung von derartigen Erkrankungen eine Rolle spielen. Denken Sie nur an das Umweltgift Formaldehyd, das von imprägnierten Möbeln jahrelang abgegeben wird. Auch Küchendämpfe, die beim Kochen entstehen, können unter Umständen für die Vögel giftig sein.

Des weiteren machen den exotischen Tieren die starken Temperaturschwankungen, wie sie vor allem in der kalten Jahreszeit entstehen, zu schaffen. Ein Schimmelpilzbefall in feuchten Wohnungen kann ebenfalls Ursache von Erkrankungen der Atemwege sein.

Staubaufwirbelungen, wie z.B. bei Teppichböden oder bei Fußbodenheizungen, können zu respiratorischen Problemen bei Vögeln führen.

Neben den oben angeführten umweltbedingten Erkrankungen der Atemwege, kommt es natürlich auch zu echten Infektionskrankheiten bakterieller oder viraler Natur (siehe vorhergehende Kapitel) die zu derartigen Erkrankungen führen. Weiters kommen Tumore und Parasiten gelegentlich als Ursache in Frage.

Die richtige Ernährung ist sehr wichtig, um das Entstehen von Infektionen zu vermeiden. So ist bekannt, daß eine Unterversorgung mit Vitamin A eine Entstehung einer Atemwegserkrankung fördert. Wie bei allen Erkrankungen spielt auch hier das Vorhandensein einer Streßsituation, die eine Resistenzminderung der körpereigenen Abwehr verursachen kann, eine wichtige Rolle. Jeder länger anhaltende Streß ist wegen der Immunsuppression krankmachend und begünstigt die Vermehrung von fakultativ pathogenen Keimen.

Rhinitis (Nasenentzündung, Schnupfen)

Beschreibung: Bei der Rhinitis handelt es sich um eine Entzündung der Nasenschleimhaut mit gleichzeitiger Abgabe eines Exkretes aus der Nasenöffnung.

Klinische Symptome: Nasenausfluß eines schleimigen bis eitrigen Nasensekrets. Die Nasenlöcher sind verschmutzt, eventuell verklebt bis verkrustet. Die Vögel niesen häufig und die Atmung ist erschwert. Die Vögel atmen mit geöffnetem Schnabel, bei starker Erkrankung wippen sie beim Atmen mit dem Schwanz mit. Das Allgemeinbefinden kann je nach Stärke der Erkrankung gestört sein.

Behandlung:

- Ist bereits das Allgemeinbefinden verschlechtert, muß eine antibiotische Behandlung durchgeführt werden (Tierarzt).
- Liegt gleichzeitig eine Bindehautentzündung und Durchfall vor, dann muß man an Psittakose (siehe Kapitel Durchfallerkrankungen) denken. Achtung: behördliche Anzeigepflicht!
- Krusten bei den Nasenlöchern mit Paraffinöl aufweichen und vorsichtig entfernen.
- Rotlichtbestrahlung (½ Stunde täglich)
- Versuchen Sie die auslösende Ursache herauszufinden und wenn möglich zu beseitigen. Eine Verbesserung der vorherrschenden klimatischen Bedingungen für den Vogel ist anzustreben.
- Zufuhr von Vitamin A (mit der Nahrung).
- Homöopathische Behandlung:
  - Belladonna D3
  - Hepar sulfuris D6
  - Mercurius solubilis D12
  - Echinacea ang. D6

    Je 5 Globuli täglich im Trinkwasser auflösen.
  - Mucosa comp. (Fa. Heel) zur Nachbehandlung als Trinkampulle einmal in der Woche in das Trinkwasser geben;
- Gute Ergebnisse, vor allem bei Viruserkrankungen, lassen sich mit Baypamun (Fa. Bayer) als Paraimmunitätsinducer, erzielen.
- Führen Sie stets eine homöopathische Herz- und Kreislauftherapie durch:

– Cardiacum Tab. (Fa. Heel), eine Tablette täglich im Trinkwasser auflösen

Sinusitis (Unteraugenhöhlenentzündung)

Beschreibung: Grundsätzlich besitzen Vögel keine Nasennebenhöhlen wie Säugetiere, sondern lediglich große Unteraugenhöhlen. Als Ursachen für eine Sinusitis kommen in Frage: Verletzungen, Vitamin-A-Mangel, virale oder bakterielle Erreger und Umwelteinflüsse.

Klinische Symptome: Erkrankungen der Nebenhöhlen kommen kaum isoliert vor, sodaß die Nasenhöhle stets miterkrankt. Wir finden dieselben Symptome wie bei der Rhinitis (siehe vorheriges Kapitel) vor. Zusätzlich kann die Sekretfüllung der Nebenhöhlen die Gesichtspartien ein- oder beidseitig anschwellen lassen.

Behandlung:

- Ist bereits das Allgemeinbefinden verschlechtert, muß eine antibiotische Behandlung durchgeführt werden (Tierarzt).
- Bei Schwellungen der Gesichtspartien kann eine Punktion und Absaugung des Sekrets erforderlich sein.
- Liegt gleichzeitig eine Bindehautentzündung und Durchfall vor, dann muß man an Psittakose (siehe Kapitel Durchfallerkrankungen) denken. Achtung: behördliche Anzeigepflicht!
- Krusten bei den Nasenlöchern mit Paraffinöl aufweichen und vorsichtig entfernen. Die Nasenlöcher sollten immer möglichst offen gehalten werden.
- Rotlichtbestrahlung (½ Stunde täglich)
- Versuchen Sie die auslösende Ursache herauszufinden und wenn möglich zu beseitigen. Eine Verbesserung der vorherrschenden klimatischen Bedingungen für den Vogel ist anzustreben.
- Zufuhr von Vitamin A (mit der Nahrung)
- Homöopathische Behandlung:
  – Belladonna D3
  – Hepar sulfuris D6
  – Mercurius solubilis D12
  – Echinacea ang. D6

Je 5 Globuli täglich im Trinkwasser auflösen.
- Mucosa comp. (Fa. Heel) zur Nachbehandlung als Trinkampulle einmal in der Woche in das Trinkwasser geben;
- Gute Ergebnisse, vor allem bei Viruserkrankungen lassen sich mit Baypamun (Fa. Bayer) als Paraimmunitätsinducer, erzielen.

• Führen Sie stets eine homöopathische Herz- und Kreislauftherapie durch:
  - Cardiacum Tab. (Fa. Heel), eine Tablette täglich im Trinkwasser auflösen.

Erkrankungen der Luftröhre, Bronchien, Lungen und Luftsäcke

Allgemeines: Eine gemeinsame Abhandlung hinsichtlich der oben angeführten Organe ist sinnvoll, da zumeist bei Vorliegen einer Infektion mehrere Organe gleichzeitig erkranken und eine Diagnose der einzelnen Abschnitte des Atmungstraktes beim lebenden Tier kaum möglich ist.

Ursachen für derartige Erkrankungen: Klimatische Faktoren, Luftzug, Umweltgifte, Abgase, Fremdkörper, virale und bakterielle Infektionskrankheiten und Pilzinfektionen.

BAKTERIELLE UND VIRALE INFEKTIONEN, PILZINFEKTIONEN

Beschreibung: Die Erreger von bakteriellen Infektionskrankheiten des Atmungstraktes sind fakultativ pathogene Keime. Das heißt, daß Keime wie Streptokokken, Staphylokokken, Pasteurellen u.a., als normale Bewohner der Schleimhaut vorhanden sind. Solange ein Gleichgewicht zwischen dem Erreger und der körpereigenen Abwehr besteht, können diese Erreger keine Krankheiten verursachen. Wird jedoch die Immunabwehr durch Streß, Parasiten, Ernährung, Transport usw. geschädigt, können sich diese Bakterien vermehren und eine Entzündung hervorrufen.

Als spezielle Form von Erregern kommen die Tuberkuloseerreger vor. Hier ist eine wechselseitige Übertragung vom Vogel auf den Menschen und umgekehrt möglich. Es kommt häufig vor, daß ein an Tuberkulose erkrankter Tierbesitzer seinen Vogel ansteckt.

Von den Virusinfektionen sind die Psittakose und die Newcastle-Disease von Bedeutung (siehe jeweils die entsprechenden Kapitel vorne).

Diese Krankheiten sind insoferne von Wichtigkeit, da sie auf den Menschen übertragen werden können, wobei vor allem die Psittakose zu einer schweren Erkrankung des Menschen führen kann.

Pilzinfektionen entstehen oft durch eine intensive Antibiotikatherapie, wie sie vor allem bei einer nachgewiesenen Psittakoseerkrankung durchgeführt wird. Der Erreger ist meist Aspergillus sp., der als fakultativ pathogen angesehen werden muß.

Klinische Symptome: Es besteht Atemnot, Niesen, Nasenausfluß, Schnabelatmung. Der Vogel wippt bei der Atmung mit dem Schwanz mit (Atemnot) und man vernimmt deutliche Atemgeräusche. Gestörtes Allgemeinbefinden, wie Apathie, Fieber und Freßunlust liegen vor.

Behandlung:

- Ist bereits das Allgemeinbefinden verschlechtert, muß eine antibiotische Behandlung durchgeführt werden (Tierarzt).
- Liegt gleichzeitig eine Bindehautentzündung und Durchfall vor, dann muß man an Psittakose (siehe Kapitel Durchfallerkrankungen) denken. Achtung: behördliche Anzeigepflicht!
- Rotlichtbestrahlung (½ Stunde täglich)
- Versuchen Sie die auslösende Ursache herauszufinden und wenn möglich zu beseitigen. Eine Verbesserung der vorherrschenden klimatischen Bedingungen für den Vogel ist anzustreben.
- Mit Tieren, die Atmungsprobleme haben, dürfen Sie nur äußerst vorsichtig manipulieren, da ein Herz-Schocktod leicht ausgelöst werden kann. Es kann notwendig sein, derartige Tiere vorübergehend unter ein Sauerstoffzelt zu bringen.
- Homöopathische Behandlung:
  - Belladonna D3
  - Hepar sulfuris D6, bei eitrigem Ausfluß
  - Mercurius solubilis D12, bei eitrigem Ausfluß
  - Echinacea ang. D6

    Je 5 Globuli täglich im Trinkwasser auflösen.
  - Engystol (Fa. Heel), ein homöopathisches Injektionspräparat, das auch als Trinkampulle jeden zweiten Tag in das Trinkwasser geben.
- Gute Ergebnisse, vor allem bei Viruserkrankungen lassen sich mit Baypamun (Fa. Bayer) als Paraimmunitätsinducer, erzielen.

- Führen Sie stets eine homöopathische Herz- und Kreislauftherapie durch:
  – Cardiacum Tab. (Fa. Heel), eine Tablette täglich im Trinkwasser auflösen

LUFTSACKMILBEN

Beschreibung: Tritt vor allem bei Prachtfinken, Kanarien- und Wildvögeln, seltener bei Wellensittichen auf. Eine Übertragung dieser Parasiten erfolgt im direkten Kontakt von Tier zu Tier und über das Trinkwasser. Die Luftsackmilben sind etwa 0,5 mm groß und leben in den Luftsäcken, den Bronchien und der Luftröhre. Diese Milben sind Blutsauger. Man kann sie in einem abgedunkelten Raum, mittels Durchleuchten des Halses des Vogels mit einer starken Taschenlampe als wandernde rote Punkte in der Luftröhre erkennen.

Klinische Symptome: Es können Atemnot, Husten, Niesen, Würgen und Schleuderbewegungen des Kopfes beobachtet werden. Bei starkem Befall kommt es auch zur Verschlechterung des Allgemeinbefindens (Apathie). Blutarmut kann bei starkem Befall, aufgrund des ständigen Blutverlustes, ebenfalls eintreten.

Behandlung:

- Pour-on-Verfahren (Auftropfverfahren) mit Ivermectin auf die Haut (zweimal ein Tropfen im Abstand von 14 Tagen)
- Besondere Hygienemaßnahmen sind zu treffen, damit es nicht zu einer Reinfektion kommen kann. Achtung: Die Milbe kann über das Trinkwasser übertragen werden!
- Zusätzliche Vitaminzufuhr über das Trinkwasser
- Homöopathische Behandlung:
  – Engystol (Fa. Heel), ein homöopathisches Injektionspräparat, das auch als Trinkampulle in das Wasser verabreicht werden kann. Eine Ampulle pro Woche in das Trinkwasser geben.
  – Cardiacum Tab. (Fa. Heel), eine Tablette täglich im Trinkwasser auflösen.

Pockeninfektion der Kanarienvögel (Schnappkrankheit)

Beschreibung: Neben den Kanarienvögel können auch Finken und Sperlinge betroffen sein. Bei dieser Krankheit handelt es sich um eine gefährliche Viruserkrankung, die von Tier zu Tier übertragen wird.

Klinische Symptome: Neben den typischen Hautgeschwüren können auch die Atemwege betroffen sein. Die Tiere zeigen eine hochgradige Atemnot und schnappen nach Luft (Schnappkrankheit). Das Allgemeinbefinden ist hochgradig verschlechtert. Es können Pockengeschwüre mit Auflagerungen in der Mundhöhle und außen am Schnabel entstehen. Die Krankheit verläuft häufig tödlich.

Behandlung:

- Eine schulmedizinische Behandlung ist nicht bekannt.
- In Problembeständen empfiehlt sich eine vorbeugende Impfung.
- Wie bei allen Viruserkrankungen ist eine Behandlung mit Baypamun (Fa. Bayer) als Paraimmunitätsinducer, sinnvoll.
- Homöopathische Behandlung:
  - Belladonna D3
  - Hepar sulfuris D6
  - Mercurius solubilis D12, bei eitrigen Belägen
  - Echinacea ang. D6

    Je 5 Globuli täglich im Trinkwasser auflösen.
  - Engystol (Fa. Heel), ein homöopathisches Injektionspräparat, das auch als Trinkampulle in das Wasser verabreicht werden kann. Eine Ampulle täglich in das Trinkwasser geben.

Erkrankungen der Harn- und Geschlechtsorgane

Nierenerkrankungen

NIERENENTZÜNDUNG

Beschreibung: Erkrankungen der Nieren sind bei Vögeln relativ häufig anzutreffen, ohne daß sie immer klinisch sichtbar in Erscheinung treten. Vögel sind äußerst anfällig für Erkrankungen der Harnorgane. Dies hängt insbesonders mit der physiologischen Beschaffenheit des Nierensystems der Vögel zusammen. Vögel scheiden die stickstoffhältigen Stoffwechselendprodukte in Form einer pastösen Harnsäuremasse über die Kloake gemeinsam mit dem Kot aus. Säugetiere scheiden im Gegensatz dazu Harnstoff in flüssiger Form aus. Aus diesem Grund ist für eine chemische Blutanalyseuntersuchung nicht Harnstoff und Kreatin wie bei den Säugetieren, sondern die Bluthamsäurekonzentration entscheidend. Die Nieren der Vögel sind, gemessen an der Körpergröße, größer als die der Säugetiere.

Ursachen: Bakteriell bedingte Nierenentzündung, auch infolge eines Infektionsherdes in anderen Körperteilen. Bleivergiftungen, Intoxikationen mit Pflanzengiften, virale Infektionen sind ebenfalls mögliche Verursacher. Durch die Verfütterung von gewürzten und gesalzenen Essensresten können Nierenentzündungen entstehen. Bei Verabreichung bestimmter Medikamente, wie Sulfonamide, können ebenfalls Nierenentzündungen auftreten.

Klinische Symptome: Die klinischen Symptome für eine Nierenentzündung sind eher unspezifisch:

Akute Nierenentzündung: Die Symptome sind besonders unspezifisch. Starke Verschlechterung des Allgemeinbefindens, Apathie, Freßunlust und Durchfälle. Häufig verläuft diese Krankheit tödlich.

Chronische Nierenentzündung: Immer wiederkehrende Rückfälle sind besonders typisch für diese Erkrankung. Der Kot besteht aus einem normalen Darmanteil und einem wässrigen Harnanteil. Die Harnsäure ist nicht pastös, sondern zerfließt auf dem Kot. Die Vögel zeigen vermehrt Durst. Bei längerer Erkrankung kommt es zu Erbrechen und zu Hautveränderungen. Dabei tritt starker Juckreiz auf, sodaß sich die Vögel mit dem Schnabel selbst verletzen. Die Vögel magern allmählich ab. Vergrößert sich durch die chronische Entzündung die Niere, kann durch den Druck den sie auf den Ischiasnerv ausübt, eine Nierenentzündung entstehen (Kußhandstellung = der Vogel hebt einen Fuß beim Sitzen an).

Behandlung:

- Akute Nierenentzündungen sind meist äußerst schwer zu behandeln, da die Erkrankung und ihre Ursache(n) zumeist sehr spät erkannt werden.
- Chronische Erkrankungen lassen sich durch eine homöopathische Behandlung gut beeinflussen.
- Bärentraubenblättertee zu trinken geben.
- Auf die richtige Fütterung achten. Verfüttern Sie niemals Nahrungsreste aus Ihrer Küche; eine eiweißarme (proteinarme) Ernährung ist zu bevorzugen.
- Eine eventuelle antibiotische Behandlung ist mit dem Tierarzt zu besprechen.
- Liegt ein Austrocknungszustand vor (Überprüfung der Hautelastizität), ist eine Flüssigkeitszufuhr mittels Infusion anzuraten.
- Eine Vitaminzufuhr (vor allem Vitamin A) unterstützt den Behandlungserfolg.
- Eine lebenslange homöopathische Behandlung ist bei chronischer Nierenentzündung anzuraten.
- Homöopathische Behandlung:
  - Berberis D4
  - Mercurius solubilis D12
  - Arsenicum album D6
    Je 5 Globuli täglich im Trinkwasser auflösen.
  - Cardiacum Tab. (Fa. Heel), im akuten Stadium der Krankheit eine Tablette täglich im Trinkwasser auflösen (zur Behandlung des Herz-/Kreislaufsystems)

NIERENTUMORE, NIERENZYSTEN

Beschreibung: Bei diesen Erkrankungen kommt es zu einer klinisch erkennbaren einseitigen Vergrößerung der Niere. Nierenzysten sind eher selten anzutreffen. Die klinischen Symptome einer Nierenzyste entsprechen denen von Nierentumoren. Nierentumore sind, vor allem bei Wellensittichen, oft anzutreffen. Eine Diagnosestellung ist vor allem im Anfangsstadium schwierig und bedarf des Einsatzes von Geräten wie Endoskopie oder Röntgen.

Klinische Symptome: Im fortgeschrittenen Stadium kann der Nierentumor meist von außen ertastet werden. Ein Hinweis auf das Vorliegen eines Nierentumors besteht, wenn der Vogel die Kußhandstellung (der Vogel hebt beim Sitzen einen Fuß an) zeigt. Im späten Stadium dieser Erkrankung kann es sogar zu einer Lähmung des Ständers kommen. Und zwar deshalb, weil die vergrößerte Niere auf den Ischiasnerv drückt und dadurch eine Nervenentzündung mit Schmerzen, bzw. später eine Nervenquetschung mit Lähmungserscheinung, auslösen kann.

Behandlung:

- Eine Behandlung eines Nierentumores ist nicht aussichtsreich. Es wird die Euthanasie (Sterbehilfe) empfohlen.
- Nierenzysten können mittels Punktion entleert werden, sodaß der Druck auf den Ischiasnerv wegfällt. Ein neuerliches Füllen der Zyste ist wahrscheinlich.

GICHT

Beschreibung: Die Gicht ist eine häufige Erkrankung bei Wellensittichen. Bei anderen Psittaziden ist die Gicht selten anzutreffen. Bei allen anderen Vogelarten spielt die Gicht eine untergeordnete Rolle.

Unter Gicht versteht man die Ablagerung von Harnsäuresalzen im Körper. Harnsäure ist bei Vögeln das Hauptendprodukt des Stickstoff-Stoffwechsels. Die Bildung der Harnsäure erfolgt teils in der Leber und teils in der Niere. Die Ausscheidung der Harnsäure erfolgt ausnahmslos über die Niere.

Ursachen: Wie kann es zur Erhöhung des Harnsäurespiegels im Blut kommen?

- Durch eine vermehrte Bildung von Harnsäure nach eiweißreicher Ernährung. Dies ist eher selten der Fall, da die Ernährung von Psittaziden ohnehin eher eiweißarm ist.
- Die Ausscheidung der Harnsäure über die Niere ist gestört. Hier können chronische Entzündungen der Niere, Nierenzysten oder Nierentumore eine Rolle spielen.

Klinische Symptome: Man unterscheidet bei Vögeln drei Arten von Gicht:

1. Gelenksgicht: Diese Art ist am leichtesten zu erkennen. Die gelblichen, käsigen Harnsäuresalze werden in der Nähe der Gelenke, vor allem bei den Ständern, abgelagert. Man findet bei den Gelenken gelblich, käsige Auftreibungen mit Umgebungsentzündungen. Die Gelenke fühlen sich warm an und sind schmerzempfindlich.

2. Eingeweidegicht: Bei dieser Form von Gicht kommt es zu Ablagerungen von Harnsäuresalzen im Bereich des Magen-Darm-Traktes, des Herzens und der Luftsäcke. Die Symptome sind eher unspezifisch. Die Tiere sind apathisch, magern ab und trinken viel. Durchfälle können auftreten.

3. Nierengicht: Hier handelt es sich um eine Harnsäuresalzablagerung im Bereich der Niere mit Nierenvergrößerung. Die klinischen Symptome resultieren aus der Nierenvergrößerung durch Druck auf den Ischiasnerv (Kußhandstellung, mögliche Lähmungserscheinungen).

Normalerweise treten die einzelnen Arten der Gicht nicht isoliert auf, sondern kommen zusammen vor:

Behandlung:

- Eiweißarme, vitaminreiche Ernährung
- Zusätzliche Vitaminzufuhr, besonders Vitamin A
- Bärentraubenblättertee und Brennesseltee zum Trinken geben
- Homöopathische Behandlung:
  - Berberis D4
  - Lithium carbonicum D3
  - Sarsaparilla D4
    Je 5 Globuli täglich im Trinkwasser auflösen.
  - Belladonna D200, 1 x pro Woche 5 Globuli im Trinkwasser auflösen

ERKRANKUNGEN DER MÄNNLICHEN GESCHLECHTSORGANE

Beschreibung: Die wesentlichste Erkrankung sind Hodentumore. Hodentumore treten relativ häufig auf und werden in der Regel erst in einem fortgeschrittenen Stadium diagnostiziert. Wellensittiche sind am häufigsten betroffen.

Klinische Symptome: Da viele Hodentumore hormonell aktiv sind, können hormonell abhängige Erscheinungen beobachtet werden. So kann sich beispielsweise die Wachshaut verfärben (verliert das Blau und sieht aus wie bei weiblichen Wellensittichen). Ansonsten sind die Symptome eher unspezifisch. Durch den Druck auf den Ischiasnerv kommt es zur Kußhandstellung un im fortgeschrittenen Stadium zu Lähmungserscheinungen.

Behandlung:

Eine Behandlung ist meist aussichtslos. Es wird die Euthanasie (Sterbehilfe) empfohlen.

ERKRANKUNGEN DER WEIBLICHEN GESCHLECHTSORGANE

Tumore des Eierstocks

Beschreibung: Der rechte Eierstock bzw. der rechte Eileiter verkümmert bereits während der Embryonalentwicklung, sodaß Erkrankungen nur im Bereich des linken Eierstocks auftreten können. Tumore des Eierstocks kommen bei Wellensittichen am häufigsten vor. Man kann sie aber auch bei allen anderen Vogelarten vorfinden.

Klinische Symptome: Es kommt zu Umfangvermehrungen im Bauchbereich, die klinischen Symptome sind eher unspezifisch. Da der linke Eierstock betroffen ist, kann man die Kußhandstellung oder eventuelle Lähmungserscheinungen auf der linken Seite beobachten.

Durch einen sehr großen Tumor kann die Atmung oder der Kotabsatz behindert werden.

Behandlung:

- Es ist lediglich eine chirurgische Behandlung (Tierarzt) möglich.
- Da die Diagnose (Röntgen, Endoskopie) meist sehr spät erfolgt, ist in der Mehrzahl der Fälle die Euthanasie (Sterbehilfe) vorzuziehen.

Eierstockzysten, Eileiterzysten

Beschreibung: Die mit wäßriger Flüssigkeit gefüllten Zysten können eine erhebliche Größe erreichen.

Klinische Symptome: Es kommt zu Umfangvermehrungen im Bauchbereich, die klinischen Symptome sind eher unspezifisch. Durch eine sehr große Zyste kann die Atmung oder der Kotabsatz behindert werden.

Behandlung:

- Das Punktieren der Zysten und Ablassen der Flüssigkeit bringt nur vorübergehende Besserung. Die Zysten füllen sich nach kurzer Zeit wieder. Die Euthanasie (Sterbehilfe) ist vorzuziehen.

Legenot

Beschreibung: Unter Legenot versteht man die Unfähigkeit des Vogels, die bereits gebildeten legereifen Eier zu legen. Die Ursachen sind vielfältig:

- Psychische Ursachen: Streßsituationen (Lärm, Nässe, Kälte, zu dichter Besatz usw.)
- Körperliche Ursachen:
  - zu junge Tiere mit zu engem Becken
  - zu große Eier
  - Verengung im Bereich des Eileiters durch Entzündungen oder Tumore
  - zu weiche Eier, fehlerhafte Eier, fehlende Eischalen
  - Störung der Peristaltik des Eileiters, Hormonmangel (Das Hormon Oxytocin aus der Hirnanhangdrüse ist für die Peristaltik des Eileiters während der Eiablage verantwortlich)

- Tumore im Bauchbereich
- Fettsucht des Weibchens

Klinische Symptome: Die Vögel pressen ständig, teilweise ist der dabei abgehende Kot blutig. Die abgesetzte Kotmenge ist überdurchschnittlich groß. Der Vogel nimmt beim Pressen eine aufrechte Haltung (Pinguinstellung) ein. Nach relativ kurzer Zeit sitzen die Vögel erschöpft und pressend auf dem Boden. Durch die rasche Erschöpfung kann sehr leicht der Tod eintreten. Die Eier lassen sich leicht ertasten.

Behandlung:

- Nur ein rasches Eingreifen kann das Leben des Vogels retten.
- Rotlichtbestrahlung, ½ Stunde täglich
- Durch manuelles Massieren (sehr vorsichtig wegen Streß) ist eine Eigeburtshilfe möglich
- Paraffinöl in die Kloake (als Gleitmittel einbringen)
- Feuchte Wärme (Dunst) fördert die Eiablage
- In manchen Fällen ist eine frühzeitige, operative Eientwicklung sinnvoll
- Homöopathische Behandlung:
  - Caulophyllum D6
  - Secale cornutum D6

  Je 5 Globuli täglich im Trinkwasser auflösen.
- Homöopathische Behandlung zur Vorbeugung:
  - Pulsatilla D6
  - Aristolochia D6

  Je 5 Globuli täglich im Trinkwasser auflösen.

Gesteigerte Legetätigkeit

Beschreibung: Hauptsächlich Wellensittichweibchen, aber auch andere kleine Papageienarten und Kanarienvögelweibchen legen ständig Eier, ohne daß ein männliches Tier vorhanden ist. Teilweise werden diese Eier auch bebrütet. Sehr oft wird durch das Eierlegen und das Bebrüten der Organismus der Vögel überfordert, sodaß Erkrankungen entstehen können. Außerdem kann es zu Kalziummangel (die Eischalenbildung verbraucht Kalzium) und unter Umständen zu Legenot (siehe oben) kommen.

Die Ursache für dieses Phänomen ist nicht bekannt.

Behandlung:

- Eine schulmedizinisch Behandlung ist nicht aussichtsreich.
- Man kann versuchen, Gipseier in das Nest des Weibchens zu legen, sodaß sie diese Gipseier bebrütet und vielleicht dadurch psychisch behindert wird, weitere Eier abzulegen.
- Achten Sie auf eine vitamin- und kalziumreiche Nahrung, ansonsten droht Legenot, da durch Kalziummangel deformierte oder schalenlose Eier entstehen können.
- Homöopathische Behandlung zur Vorbeugung:
  - Pulsatilla D6
  - Aristolochia D6

  Je 5 Globuli täglich im Trinkwasser auflösen.

Eileitervorfall

Beschreibung: Bei einem Eileitervorfall hängt ein Teil des Eileiters umgestülpt aus der Kloake. Ein Eileitervorfall tritt oft im Zusammenhang mit der Legenot auf. Auch im Zuge einer Eileiterentzündung kann durch das ständige Pressen ein Eileiter entstehen.

Behandlung:

- Nur ein chirurgischer Eingriff durch den Tierarzt ist sinnvoll.

Eileiterentzündung

Beschreibung: Eileiterentzündungen kann man vor allem bei großen Papageienarten im Anschluß an die Eiablage beobachten.

Klinische Symptome: Die Tiere pressen, ohne daß ein Ei vorhanden ist bzw. ohne daß Legenot besteht. Das Allgemeinbefinden ist meist verschlechtert (Apathie, Freßunlust).

Behandlung:

- Eine antibiotische Behandlung durch den Tierarzt ist bei schwerer Erkrankung erforderlich.
- Homöopathische Behandlung:
  - Pulsatilla D6
  - Hepar sulfuris D6
  - Mercurius solubilis D12

  Je 5 Globuli täglich im Trinkwasser auflösen.

Eiperitonitis

Beschreibung: Hierbei handelt es sich um eine Bauchfellentzündung, die nach dem Zerreißen des Eileiters entsteht. Durch das Zerreißen des Eileiters gelangen Eibestandteile in den Bauchraum und verursachen eine Bauchfellentzündung. Vor allem bei ungeschickter, manueller Hilfe bei Legenot kann es zum Zerreißen des Eileiters kommen. Aber auch Spontanrupturen sind möglich.

Klinische Symptome: Es kommt zu schweren Störungen des Allgemeinbefindens mit Apathie und Freßunlust. Atemnot und Anschwellung des Unterbauches können beobachtet werden.

Behandlung:

Eine Behandlung ist in der Regel aussichtslos. Die Euthanasie (Sterbehilfe) ist zu empfehlen.

Erkrankungen des Skelettsystems

Frakturen und Luxationen

Beschreibung: Brüche (Frakturen) und Ausrenkungen (Luxationen) kommen bei Vögeln in der Heimtierhaltung relativ selten vor.

Klinische Symptome: Abnorme Stellung eines Fußes oder Flügels. Abnorme Beweglichkeit eines Fußes.

Behandlung:

- Eine Behandlung durch einen Tierarzt ist erforderlich. Knochenbrüche bei Vögeln heilen sehr rasch, sodaß eine Schienung von ca. 14 Tagen ein zufriedenstellendes Ergebnis bringt. In manchen Fällen kann auch eine chirurgische Schienung notwendig werden.
- Homöopathische Behandlung bei Knochenbruch, zur Verbesserung der Kallusbildung:
  - Calcium phosphoricum D6
  - Symphytum D3

  Je 5 Globuli täglich im Trinkwasser auflösen.
- Homöopathische Behandlung bei Luxation, nach erfolgter Reposition, um eine chronische Gelenksentzündung zu vermeiden:
  - Arnica D3
  - Belladonna D3
  - Bryonia D4

Rachitis und Osteomalazie

Beschreibung: Beide Begriffe bezeichnen den gleichen Krankheitszustand. Durch mangelhafte Kalziumeinlagerung wird der Knochen weich und brüchig. Die Rachitis betrifft nur Jungtiere in der Wachstumsperiode. Osteomalazie bekommen hingegen nur ältere Tiere.

Ursachen:

- Ein Vitamin-D3-Mangel
- Ein Kalziummangel

Liegt ein Vitamin-D3-Mangel oder ein Kalziummangel vor, wird Kalzium aus den Knochen abgebaut. Dadurch wird der Knochen weich (bei Jungtieren) oder brüchig (bei älteren Tieren).

Klinische Symptome: Auffällig sind ein weicher Schnabel, Deformationen der langen Röhrenknochen und Spontanfraktionen sind möglich. Die Knochen können derart schmerzhaft werden, daß ein Sitzen unmöglich wird.

Behandlung:

- Vitamin D3 und Kalziumzufuhr mit den Nahrungsmitteln oder über das Trinkwasser.
- Homöopathische Behandlung bei Rachitis:
  – Calcium phosphoricum D3
  – Calcium carbonicum D6
- Homöopathische Behandlung bei Osteomalazie:
  – Phosphorus D12
  – Silicea D6
  Je 5 Globuli täglich im Trinkwasser auflösen.

Erkrankungen des Nervensystems

Lähmungen; nerval bedingte Lähmungserscheinungen

Beschreibung: Von nerval verursachten Lähmungserscheinungen können die Ständer oder die Flügel betroffen sein. Bei den Wellensittich ist diese Krankheit besonders häufig anzutreffen.

Ursachen:

– Verletzungen oder Tumorbildung im Zentralnervensystem
– Vergiftungen wie z.B. Bleivergiftung, Schädlingsbekämpfungsmittel
– Vitaminmangelzustände: Vitamin B und Vitamin E
– Quetschungen von Nerven infolge Unfallverletzungen
– Besonders betroffen ist der nervus ischiadicus (Ischiasnerv), der bei vergrößerter Niere, Eierstockzysten, Eierstocktumoren oder Hodentumoren eingeengt wird, sodaß es in Folge zu nervalen Ausfallserscheinungen kommen kann.

Klinische Symptome:

- Anfangs unsicherer Gang, Schmerzen in den Ständern, sodaß sich die Vögel mit ihrem Schnabel selbst verletzen können.
- Kußhandstellung. Ein Bein wird beim Sitzen hochgehoben und angezogen.
- Lähmungserscheinungen an einem oder an beiden Beinen. Hier unterscheidet man zwischen einer schlaffen und einer spastischen (krampfartigen) Lähmung.

- Die Tiere können nicht mehr auf den Sitzstangen sitzen. Sie liegen am Boden oder versuchen nur mit Hilfe des Schnabels hochzuklettern.
- Je nach Entstehungsursache können die Lähmungserscheinungen mit einer Störung des Allgemeinbefindens gekoppelt sein. Es kann zu Apathie, Freßunlust oder Durchfall (bei Tumoren oder Gicht) kommen.
- Bei einer Erkrankung des Zentralnervensystems können Krampfanfälle auftreten.

Behandlung:

- Vitamin B und Vitamin E über das Trinkwasser zuführen.
- Versuchen Sie die auslösende Ursache zu erkennen und falls möglich zu beseitigen.
- Lähmungserscheinungen, die auf Tumore des Gehirns oder der Bauchorgane zurückzuführen sind, können nicht behandelt werden. Die Euthanasie (Sterbehilfe) ist vorzuziehen.
- Homöopathische Behandlung:
  - Hypericum D3
  - Plumbum metallicum D6, bei schlaffer Lähmung
  - Opium D6, bei schlaffer Lähmung
  - Nux vomica D6, bei spastischer (krampfartiger) Lähmung

  Je 5 Globuli täglich im Trinkwasser auflösen.
- Zytoplasmatische Therapie nach Prof. Theurer: Neytroph-Tropfen, 5 Tropfen täglich in das Trinkwasser geben.

Gehirn- und Rückenmarkserkrankungen

Ursachen:

- Vitamin-B-Mangel und Vitamin-E-Mangel
- Folgen von Infektionskrankheiten, wie z .B. Newcastle Disease, Salmonelleninfekton, Tuberkulose, usw.
- Vergiftungen, wie z.B. Bleivergiftungen, Schädlingsbekämpfungsmittel, usw.
- Erhöhter Harnsäuregehalt im Blut (Gicht, Nierenentzündung, Nierentumor) kann epileptische Anfälle auslösen.
- Verletzungen und Blutungen im Gehirn oder Rückenmark
- Tumore des zentralen Nervensystems

Klinische Symptome: Der Vogel verdreht den Kopf seitwärts oder nach hinten. Es kommt zu schlaffen oder spastischen Lähmungserscheinungen. Epileptische Anfälle können auftreten.

Behandlung:

- Es ist besonders wichtig, die auslösenden Ursachen zu erforschen.
- Vitamin A, B und E zuführen
- Zytoplasmatische Therapie nach Prof. Theurer: Neytroph-Tropfen
- Homöopathische Behandlung:
  - Hypericum D3
  - Plumbum aoticum D6
  - Opium D6, bei schlaffer Lähmung
  - Nux vomica D6, bei spastischer (krampfartiger) Lähmung
  - Helleborus D6
  - Berberis D4
  - Sarsaparilla D4, bei Epilepsie

  Je 5 Globuli täglich im Trinkwasser auflösen.

Drehkrankheit

Beschreibung: Diese Krankheit kommt hauptsächlich bei Sittichen vor. Es handelt sich um eine virusbedingte Erkrankung (Paramyxovirus). Eine unmittelbare Übertragung von Tier zu Tier (bei direktem Kontakt) ist möglich.

Klinische Behandlung: Neben Verschlechterung des Allgemeinbefindens, wie Apathie, Freßunlust und Fieber, kommt es zusätzlich zu Störungen des Zentralnervensystems. Der Vogel beginnt ständig den Kopf zu verdrehen. Wenn die Tiere am Boden sitzen, beginnen sie sich im Kreis zu drehen.

Behandlung:

- Eine schulmedizinische Behandlung der Drehkrankheit ist nicht bekannt.
- Vitamin A, B und E zuführen
- Zytoplasmatische Therapie nach Prof. Theurer: Neytroph-Tropfen, 5 Tropfen täglich in das Trinkwasser geben.

- Wie bei allem bei Viruserkrankungen ist eine Behandlung mit Baypamun (Fa. Bayer) als Paraimmunitätsinducer sinnvoll.
- Homöopathische Behandlung:
  - Hypericum D3
  - Nux vomica D6

  Je 5 Globuli täglich im Trinkwasser auflösen.
  - Engystol (Fa. Heel), ein homöopathisches Injektionspräparat, das auch als Trinkampulle in das Wasser verabreicht werden kann. Eine Ampulle täglich in das Trinkwasser geben.

Erkrankungen des Nervensystems infolge von Vitaminmangelzuständen

Allgemeines: Vitamine sind lebensnotwendige, chemische Verbindungen, die im tierischen Organismus nicht oder in zu geringer Menge hergestellt werden. Aus diesem Grund muß die Vitaminzufuhr über die Nahrung erfolgen.

Das für den Menschen lebensnotwenige Vitamin C ist für die Vögel unbedeutend, da Vitamin C in ausrechender Menge im Vogelorganismus hergestellt wird. Die Menge der vom Vogel benötigten Vitamine hängt von verschiedenen Faktoren ab:

- von Alter, Größe und Gewicht
- von individuellen Faktoren
- von der Belastung des Vogels durch Streß, Mauser, unzureichende Bedingungen bei der Haltung usw.
- von Stoffwechselerkrankungen (bei chronischen Magen- und Darmerkrankungen kann ein erhöhter Vitaminbedarf bestehen).

VITAMIN-E-MANGEL

Beschreibung: Das Vitamin E greift in den Eiweiß-, Kohlehydrat- und Fettstoffwechsel ein. Mangelerscheinungen sind bei Vögeln eher selten anzutreffen, weil Getreidekörner relativ viel Vitamin E enthalten. Junge Keimlinge enthalten besonders viel Vitamin E. Mangelerscheinungen können nur entstehen, wenn durch unsachgemäße Lagerung das Futter verdirbt. Vor allem durch Lichteinfluß wird Vitamin E zerstört.

Klinische Symptome: Bei länger anhaltendem Vitamin-E-Mangel kann es zur Verschlechterung des Allgemeinbefindens kommen. Weiters kann man unkoordinierte Bewegungen beobachten. Im fortgeschrittenen Stadium kann man ein Nachschleppen eines Beines feststellen bzw. können die Vögel nicht mehr auf ihren Sitzstangen sitzen. Weiters kann es zu Krämpfen und Muskelzittern kommen.

Behandlung:

- Vitamin B und Vitamin E zuführen
- Homöopathische Behandlung:
  - Hypericum D3
  - Plumbum metallicum D6

  Je 5 Globuli täglich im Trinkwasser auflösen.

VITAMIN-B-KOMPLEX MANGEL

Beschreibung: Normalerweise enthält die Getreidekörnerernährung für Vögel ausreichend Vitamin B. Außerdem bilden Vögel im Darm mit Hilfe von Darmbakterien geringe Mengen Vitamin B. Ein Vitamin-B-Mangel tritt in der Regel nur sekundär auf. Nämlich dann, wenn durch Darminfektion oder durch eine längere Antibiotikatherapie die Darmbakterien reduziert werden, bzw. die Resorption (Aufnahme) von Vitamin B infolge einer Darmentzündung behindert wird.

Klinische Symptome: Ein Vitamin-B-Mangel führt zu Lähmungserscheinungen an den Beinen. In den meisten Fällen ist nur ein Ständer betroffen. Es kommt zu einer schlaffen Lähmung, sodaß sich der Vogel nicht auf der Sitzstange halten kann, da die Zehen nicht mehr gespreizt werden können. In manchen Fällen treten auch Krämpfe und das Nach-hinten-Drehen des Kopfes auf.

Behandlung:

- Vitamin B und Vitamin E zuführen
- Homöopathische Behandlung:
  - Hypericum D3
  - Plumbum metallicum D6
  - Opium D6

  Je 5 Globuli täglich im Trinkwasser auflösen.

Erkrankungen des Herzens und des Kreislaufes

Beschreibung: Erkrankungen des Herzens und des Kreislaufes sind vor allem bei kleinen Vögeln aufgrund des intensiven Stoffwechsels von großer Bedeutung. Da Vögel bereits im Ruhestadium eine hohe Herz- und Atemfrequenz besitzen kann, kann jede Streßsituation eine Lebensbedrohung darstellen. Denken Sie an das Einfangen der Vögel zum Zwecke einer Behandlung oder Untersuchung. Etwas geschwächte Tiere können durch diese einfache Manipulation unter Umständen an Herzversagen sterben.

Aus diesen Gründen müssen Vögel, vor allem die körperlich kleinen, besonders vorischtig behandelt werden. Außerdem empfehlen wir bei jeder Erkrankung, egal welche Ursache sie hat, eine homöopathische Herztherapie durchzuführen. Gleichzeitig raten wir vom Einsatz chemischer Mittel in der Herzbehandlung ab, da in der Tierpraxis von Dr. Weber eher schlechte Erfahrungen gesammelt wurden. Vor allem wird in etlichen Vorgelbüchern der Einsatz von Bohnenkaffee zur Kreislaufverstärkung angegeben. Bohnenkaffee führt bei einem streßgeschädigten Herz, ein solches haben wir bei unseren Vögeln immer vorliegen, zum sicheren Herztod. Gerade in der Herztherapie, bei konsequenter Verabreichung über einen längeren Zeitraum, kann die homöopathische Behandlung besonders erfolgreich sein. Beginnen Sie daher bei jeder Gesundheitsstörung sofort mit einer homöopathischen Herztherapie!

Über spezifische Herzerkrankungen, wie sie bei Menschen oder bei Säugetieren bekannt sind, liegen derzeit noch keine Erkenntnisse vor. Hilfsmittel wie EKG sind aufwendig und können zuviel Streß für den Vogel bedeuten.

Ursachen für Herzerkrankungen:

- Angeborene Mißbildung, erworbene Herzfehler (Herzklappenfehler)
- Tumore
- Komplikationen bakterieller oder viraler Infektionen
- Vergiftungen
- Stoffwechselstörungen der Niere oder Leber
- Erkrankungen innerer Organe, die auf Dauer durch einen Blutrückstau zu erhöhter Herzbelastung führen.

Klinische Symptome:

- Blauverfärbung des Schnabels und der Ständer, sowie aller sichtbaren Schleimhäute
- Leistungsabfall: Der Vogel kann nur kurze Strecken fliegen, er schwankt auf den Sitzstangen, im Endstadium sitzt er am Boden, weil er zu schwach ist, sich auf den Sitzstangen zu halten.
- Atemnot bei nur geringer Anstrengung, Schnabelatmung (Atmung mit offenem Schnabel)
- Vor allem Atemnot in Verbindung mit Blauverfärbung der Schleimhäute deutet auf eine bestehende Herzerkrankung hin.

Behandlung:

- Homöopathische Behandlung bei einem Herzanfall, bei Schockzuständen:
  - Cratagus D1
  - Cactus D1
  - Veratrum album D3

  Je 5 Globuli täglich im Trinkwasser auflösen.
- Homöopathische Behandlung bei Herzschwäche:
  - Kalium carbonicum D6
  - Ammonium carbonicum D4

  Je 5 Globuli täglich im Trinkwasser auflösen.
- Homöopathische Behandlung bei Herzinsuffizienz (Blauverfärbung bei geringer Anstrengung)
  - Convallaria majalis D3
  - Ammi visnaga D3

  Je 5 Globuli täglich im Trinkwasser auflösen.
  - Cardiacum Tab. (Fa. Heel), im akuten Stadium der Krankheit eine Tablette täglich im Trinkwasser auflösen
- Homöopathische Dauerbehandlung:
  - Cardiacum Tab. (Fa. Heel), eine Tablette täglich im Trinkwasser auflösen
  - Traubenzucker über das Trinkwasser verabreichen.

Blutarmut (Anämie)

Beschreibung: Bei Vögeln beträgt die Blutmenge ca. 10% des Körpergewichtes. Demnach hat ein Wellensittich mit einem Körpergewicht von 50 Gramm eine Blutmenge von ca. 5 ml.

Ursachen:

- Starker Befall mit Endo- oder Ektoparasiten (siehe Seite 54)
- Blutungen nach Unfällen, bei Tumorbildung und Eileiterzerreißungen
- Bei Intoxikationen.
- Nach bakteriellen und viralen Infektionskrankheiten, durch die Schädigung der blutbildenden Organe.
- Lebererkrankungen, Knochenmarkserkrankungen

Klinische Symptome: Die Schleimhäute und die Ständer werden blaß, die Tiere wirken apathisch und kraftlos; sie haben eine erhöhte Atemfrequenz.

Behandlung:

- Vitaminzufuhr, bei Blutungen immer Vitamin K verabreichen
- Eisenpräparate über das Trinkwasser verabreichen
- Jede Blutung sofort stillen. Treten beim Kürzen der Krallen und des Schnabels Blutungen auf, dann muß die Blutung mit Hilfe eines Thermokauters (Lötgerät) gestillt werden.
- Homöopathische Behandlung:
  - Cardiacum Tab. (Fa. Heel), als Herzbehandlung eine Tablette täglich im Trinkwasser auflösen
  - Natrium muriaticum D200
  - Ferrum phosphoricum D12
  - China D4, nach starkem Blutverlust Je 5 Globuli täglich im Trinkwasser auflösen.

Tumore

Beschreibung: Tumorerkrankungen kommen bei Vögeln relativ häufig vor. Bei unseren Heimvögeln sind Wellensittiche am häufigsten betroffen. Alle anderen Psittaziden sind wesentlich weniger gefährdet, eine Geschwulsterkrankung zu bekommen. Gleiches gilt für Kanarienvögel und andere Singvögel. Tumorbildung bei Wellensittichen kommt in allen Altersgruppen vor, auf keinen Fall ist ein hohes Lebensalter für die Tumorbildung verantwortlich. Es dürfte daher eher eine genetische Ursache für dieses Phänomen entscheidend sein.

Bei Tumoren unterscheidet man gut- und bösartige. Diese Unterscheidung ist nur aufgrund einer histologischen Untersuchung möglich. Man kann keinesfalls aus dem Sitz oder dem Aussehen des Tumors auf gut- oder bösartig erkennen. Auch gutartige Tumore können, obwohl sie keine Tochtergeschwulste (Metastasen) bilden, aufgrund ihrer Lage und Größe zu schweren Gesundheitsstörungen oder sogar zum Tode führen. Ein Tumor kann in allen Organen des Körpers entstehen. Besonders betroffen sind Haut, Niere, Eierstock und Hodengewebe. Seltener sind Leber, Milz, Schilddrüse oder Herz betroffen.

Klinische Symptome: Je nach Lage des Tumors sind die klinischen Erscheinungen unterschiedlich. Die klinischen Erscheinungen von Tumoren in der Bauchhöhle sind in der Regel unspezifisch. Neben Apathie, Freßunlust und Abmagerung findet man klinische Erscheinungen der jeweils betroffenen Organe vor. Da viele Tumore leicht bluten, ist eine Anämie (Blutarmut) wahrscheinlich.

Behandlung:

- Chirurgische Entfernung, falls der Tumor noch nicht zu groß ist.
- Zytoplasmatische Therapie: Neytumorin ® (Fa. Vitorgan)
- Homöopathische Behandlung:
  - Thuja D4
  - Conium D6
    Je 5 Globuli täglich im Trinkwasser auflösen.
  - Ubichinon (Fa. Heel), eine Ampulle pro Woche über das Trinkwasser verabreichen
  - weiter homöopathische Mittel je nach Beschaffenheit des Tumors bzw. nach den betroffenen Organen

- Eine Behandlung mit Baypamun (Fa. Bayer) als Paraimmunitätsinducer zur Steigerung der körpereigenen Abwehr und als unspezifische Tumorbehandlung ist sinnvoll.
- Zusätzliche Vitaminzufuhr über das Trinkwasser. Vor allem Vitamin K zuführen, damit keine Anämie durch Blutung entsteht. Eisenpräparate zuführen, damit die Blutbildung verbessert wird.

Erkrankungen der endokrinen Drüsen

Allgemeines: Endokrine (Hormondrüsen) produzieren Hormone. Hormone sind chemische Substanzen, die in den Stoffwechsel des Organismus eingreifen, das Wachstum des Körpers, sowie die Fortpflanzungsorgane (Eierstock, Hoden) steuern.

Zu den endokrinen Drüsen gehören:

- Hirnanhangdrüse (Hypophyse)
- Schilddrüse, Nebenschilddrüse
- Bauchspeicheldrüse
- Nebenniere
- Eierstöcke, Hoden.

HIRNANHANGDRÜSE (HYPOPHYSE)

Beschreibung: Die Hirnanhangdrüse liegt im vorderen Bereich der Schädelbasis unterhalb des Gehirns. Die Hypophyse ist eine wichtige Hormondrüse, die mit ihren Hormonen die übrigen Hormondrüsen steuert. Außerdem wird über ein Hormon (Adiuretin) der Wasserhaushalt sowie über das Oxytocin die Eiablage reguliert.

Ursachen für Störungen:

- Verletzungen: Die Vögel fliegen gegen eine Glasscheibe, wodurch es zu Blutungen kommen kann, die auch die Hirnanhangdrüse betreffen können.
- Tumorbildung

Klinische Symptome: Die klinischen Symptome lassen immer nur eine Verdachtdiagnose zu. Durch Störung des Körperstoffwechsels tritt Verfettung und Federausfall ein. Erblindung und Krampfanfälle (epileptische Anfälle) sind als Spätsymptome zu sehen. Ist die wasserregulierende Hormonbildung betroffen, dann leiden die Tiere unter großem Durst.

Behandlung:

- Ist ein Tumor die Ursache der Erkrankung, ist eine Behandlung aussichtslos. Die Euthanasie (Sterbehilfe) ist vorzuziehen.
- Bei Unfallverletzungen Vitamin B zuführen
- Homöopathische Behandlung bei einer Unfallverletzung:
  - Hypericum D3
    Je 5 Globuli täglich im Trinkwasser auflösen.
  - Traumeel (Fa. Heel), 1 Tablette täglich über das Trinkwasser verabreichen
  - Neynephrin und Neytroph-Tropfen, je 5 Tropfen täglich über das Trinkwasser verabreichen

SCHILDDRÜSENERKRANKUNGEN

Allgemeines: Die paarigen Schilddrüsen liegen beim Vogel im Bereich des Brusteinganges. Sie sind durch Betasten nicht fühlbar, auch nicht wenn sie vergrößert sind. Lediglich Schilddrüsenzysten können auch von außen ertastet werden.

Die Schilddrüse produziert das Hormon Thyroxin, das unter anderem den Stoffwechsel steuert. Wird von einer vergrößerten Schilddrüse vermehrt Thyroxin gebildet, wird der Stoffwechsel gesteigert.

Die Aktivität der Schilddrüse wird von der Hirnanhangdrüse überwacht. Durch das Hormon TSH wird die Thyroxinbildung der Schilddrüse gesteuert.

Gutartige Schilddrüsenvergrößerung (Struma)

Beschreibung: Hierbei handelt es sich um eine gutartige Vergrößerung der Schilddrüse mit erhöhter Thyroxinbildung. Es werden die Stoffwechselvorgänge im Körper andauernd gesteigert, was zur Folge hat, daß ständig größere Mengen an Nahrung aufgenommen werden müssen.

Klinische Symptome: Durch die Vergrößerung der Schilddrüse kommt es zu einem Druck auf die umliegenden Organe, vor allem auf die Luftröhre. Dadurch wird das Atmen erschwert. Dies trifft vor allem bei erhöhtem Sauerstoffbedarf, wie beim Fliegen, zu. Wächst die Schilddrüse weiter an, kommt es bereits in Ruhe (beim Sitzen) zu Atemnot. Der Vogel atmet mit offenem Schnabel und wippt beim Atmen mit dem Schwanz mit. Ein Fliegen ist in diesem Zustand kaum mehr möglich. Durch den Druck auf die Speiseröhre kann Erbrechen ausgelöst werden, durch Druck auf die Nerven und Gefäße kann es zu einer relativen Blutarmut im Gehirn mit zentralnerven Störungen (Krämpfe, Lähmungserscheinungen), kommen.

Behandlung:

- Jodzufuhr über das Trinkwasser (Jodtinktur, Jugol'sche Lösung)
- Homöopathische Behandlung:
  - Hedera helix D4
    Je 5 Globuli täglich im Trinkwasser auflösen.
  - Strumeel (Fa. Heel), 1 Tablette täglich über das Trinkwasser verabreichen

Hinweis: Eine in der Werbung für jodiertes Zusatzfutter behauptete GENERELLE Gefährdung der Wellensittiche, an Struma zu erkranken kann nicht bestätigt werden. Wellensittiche sind nicht mehr oder weniger gefährdet, an Struma zu erkranken als Menschen oder andere Tiere. Die Krankheit Struma kommt bei Wellensittichen relativ selten vor. Lediglich in Gegenden, in denen auch beim Menschen Struma vermehrt auftritt (weil das Trinkwasser zu wenig Jod enthält) ist eine Zusatzfütterung mit jodiertem Futter zu empfehlen. In allen anderen Gegenden ist eine vermehrte Zufuhr von Jod nicht erforderlich.

Schilddrüsentumore

Beschreibung: Es kommen gut- und bösartige Schilddrüsentumore vor. Die Symptome gleichen denen der Schilddrüsenvergrößerung (siehe oben).

Behandlung:

- Die Erfolgsaussichten einer Behandlung sind grundsätzlich nicht besonders gut.
- Jodzufuhr über das Trinkwasser (Jodtinktur, Lugol'sche Lösung)
- Homöopathische Behandlung:
  - Hedera helix D4
    Je 5 Globuli täglich im Trinkwasser auflösen.
  - Strumeel (Fa. Heel), 1 Tablette täglich über das Trinkwasser verabreichen
  - Neytumorin (Fa. Vitorgan), täglich 5 Tropfen über das Trinkwasser verabreichen

Nebenschilddrüsenüberfunktion

Beschreibung: Die Nebenschilddrüse ist gleichfalls paarig und liegt der Schilddrüse an. Aufgabe der Nebenschilddrüse ist die Regulation des Kalzium- und Phosphorhaushaltes des Körpers. Sinkt der Kalziumspiegel bei erhöhtem Kalziumbedarf des Körpers im Blut (z.B. bei der Eiproduktion), wird die Nebenschilddrüse aktiv und mobilisiert die Abgabe von Kalzium aus den Knochen bzw. von Phosphor aus der Niere.

Ursachen:

- Zu wenig Kalzium im Futter. Mißverhältnis zwischen Kalzium und Phosphor im Futter.
- Relativer Kalziummangel bei gesteigerter Legetätigkeit
- Vitamin-D3-Mangel, sodaß Kalzium im Darm nicht aufgenommen wird.

Klinische Symptome: Eine Überfunktion der Nebenschilddrüse führt zu einer Entmineralisierung des Knochens, dadurch werden die Knochen schmerzhaft und es besteht die Gefahr einer späteren Fraktur ohne Gewalteinwirkung.

Behandlung:

- Eine schulmedizinische Behandlung der Nebenschilddrüse ist nicht bekannt.

- Vermehrt Kalzium in Form von Muschelgrit oder Milch zuführen
- Vitamin D3 zuführen

BAUCHSPEICHELDRÜSE, NEBENNIERE

Allgemeines: Erkrankungen der Bauchspeicheldrüse als Hormondrüse sowie der Nebenniere sind noch zuwenig erforscht und daher kaum diagnostizierbar. Aus diesem Grunde muß eine Beschrechung der Krankheiten dieser Organe entfallen.

ERKRANKUNGEN DER GESCHLECHTSDRÜSEN
(Hoden, Eierstöcke)

Hodentumore, Eierstocktumore, Eierstockzysten

Klinische Symptome: Es kommt zu starkem Federverlust, Verfettung, Federwachstumsstörungen, ev. treten auch Knochenveränderungen wie Konchenauftreibungen vor allem im Brustbein und bei den Wirbeln auf.

Behandlung:

Es ist keine Behandlung bekannt. Es wird die Euthanasie (Sterbehilfe) empfohlen.

Aconitum (Sturmhut)

Arzneimittelbild: Aconitum ist ein Arzneimittel für den Beginn einer Erkrankung. Die Krankheit nimmt einen schnellen Verlauf und setzt plötzlich, mit hohem Fieber, ein.

Leitsymptome:
- plötzlich einsetzendes Fieber
- viel Durst
- Unruhe
- Herzjagen, voller pochender Puls

Potenz: D12

Modalitäten: *Besser:* frische Luft
Schlechter: nachts

Ammonium Carbonicum (Hirschkornsalz)

Arzneimittelbild: Bei fettleibigen, trägen Tieren

Leitsymptome:
- die Schleimhäute der Atemwege sind besonders betroffen, neigt zu Erkältungen
- Herzschwäche mit Erstickungsanfällen
- Harnvergiftung (Urämie)
- verschmutzte Körperöffnungen

Potenz: D4

Modalitäten: *Besser:* trockenes Wetter
Schlechter: abends, Nässe und Kälte

Aristolochia (Osterluzei)

Arzneimittelbild: Steht in Beziehung zu den weiblichen Geschlechtsorganen, aber auch zum Magen-Darm-Trakt und zur Haut.

Leitsymptome: – katarrhalische Entzündung im Magen-Darm-Trakt
– Störungen im Bereich des Eierstocks
– Störungen im Bereich der Hirnanhangdrüse
– Eileiterentzündung mit Ausfluß

Potenz: D6

Modalitäten: *Besser:* nach Ausfluß, Bewegung frische Luft, Wärme
Schlechter: Kälte

Arnica (Bergwohlverleih)

Arzneimittelbild: Die Verwendung von Arnica als Mittel gegen Verletzungen war schon Römern und Griechen bekannt. Es wird in der Homöopathie nach Unfällen verwendet. Arnica wird sowohl bei allen frischen, wie auch bei verschleppten Verletzungen verwendet. Sowohl bei offenen Wunden als auch bei unverletzter Haut kann Arnica angewendet werden.

Leitsymptome: – Zerschlagenheit
– Wundschmerzen am ganzen Körper
– der Patient will nicht berührt werden, schreit sofort auf
– der Patient ist erschöpft, matt und müde
– Vögel sind teilnahmslos

Potenz: bei frischen Verletzungen: D3 – D6 in kurzen Abständen
bei verschleppten Verletzungen: D12 – D30

Modalitäten: *Besser:* ---
Schlechter: Bewegung

Arsenicum album (Weißes Arsen)

Arzneimittelbild: Arsenicum album wirkt auf alle Organe des Körpers und auf den gesamten Stoffwechsel, der durch Arsenicum album angeregt wird. Es steht an der Spitze der

Mittel, welche die Empfindung „Brennen" bei Krankheiten aufweisen. Der Kranke gleicht einer Zimmerpflanze, die zu wenig Wasser bekommen hat. Arsenicum album wird bei allen Krankheiten eingesetzt, die mit einem schnellen Kräfteverfall einhergehen. Arsenicum album sollte nie zu Beginn einer Krankheit eingesetzt werden, sondern erst bei beginnenden Kräfteverfall.

Leitsymptome:
- starker Kräfteverfall, Schwäche und Erschöpfung
- brennende Schmerzen
- viel Durst, trinkt häufig, aber nur kleine Schlucke
- Unruhe mit Angst und Todesfurcht
- trockene Mundschleimhaut

Potenz: D4 – D12, je nach Schwere der Erkrankung (bei schwerer Krankheit: D12)

Modalitäten:
Besser: Wärme
Schlechter: Kälte, Ruhe, nach Mitternacht

Belladonna (Tollkirsche)

Arzneimittelbild: Belladonna ist ein Mittel gegen Entzündungen (einsetzbar bei allen Organen) aller Art. Belladonna kann nur während der Krankheitskrise eingesetzt werden. Vor und nach der Krise hat es keine Wirkung. Krise bedeutet, daß die Krankheit auf ihrem Höhepunkt ist. Belladonna ist ein gutes Folgemittel von Aconitum, sollte jedoch mit Aconitum nicht gemeinsam verabreicht werden. Belladonna läßt sich sehr gut mit Lachesis kombinieren bzw. im stündlichen Wechsel mit Bryonia. Belladonna soll nie während des gesamten Krankheitsverlaufes genommen werden. Ist die Krise der Krankheit überwunden, dann muß man Belladonna absetzen.

Leitsymptome:
- Krankheiten treten plötzlich auf „Wie aus heiterem Himmel"
- Fieber mit heißem Kopf

	– trockene Schleimhaut – empfindlich auf alle äußeren Einflüsse
Potenz:	D3 – D6
Modalitäten:	*Besser:* Wärme *Schlechter:* Kälte, Aufregung, Bewegung

Berberis vulgaris (Sauerdorn)

Arzneimittelbild:	Berberis vulgaris ist ein wichtiges Nierenmittel, in Verbindung mit Nierensteinbildungen. Durch die gestörte Ausscheidung von harnpflichtigen Substanzen entwickeln sich mit der Zeit rheumatische Beschwerden, wobei viele Gelenke betroffen sein können. Die Haut erkrankt an juckenden Dermatosen (Hautkrankheiten). Auch Mykosen (Hautpilze) können auftreten.
Leitsymptome:	– Wechsel der Symptome: Verstopfung wechselt mit Durchfall Durst mit Durstlosigkeit Hunger mit Appetitlosigkeit – häufig ist die linke Seite mehr betroffen
Potenz:	D4
Modalitäten:	*Besser:* Liegen, Ruhe, Wärme *Schlechter:* Bewegung, Stehen

Borax (Natriumtetraborat)

Arzneimittelbild:	Borax wirkt hauptsächlich auf die Schleimhäute des oberen Verdauungstraktes
Leitsymptome:	– Geschwüre und Entzündungen in der Mundhöhle – Nahrung und Wasser wird nur sehr vorsichtig aufgenommen. – Speichelfluß
Potenz:	D3 – D6

Bryonia alba (Zaunrübe)

Arzneimittelbild:	Die Hauptwirkung von Bryonia alba richtet sich in erster Linie auf die seriösen (serös = ein serumähnliches Sekret absondernd) Häute des Bewegungsapparates (Sehnenscheiden, Schleimbeutel, Gelenksschleimhäute, aber auch auf Brustfell und Bauchfell). Das wichtigste Leitsymptom für Bryonia ist die Verschlechterung bei der Bewegung.
Leitsymptome:	– Rheumatische Erkrankung, Gelenke sind heiß, rot und berührungsempfindlich – akute Polyarthritis (Gelenksentzündung vieler Gelenke) – stechende Schmerzen – großer Durst – die rechte Seite ist häufiger betroffen – Entzündungen der oberen Luftwege der Lunge und des Brustfells
Potenz:	D4
Modalitäten:	*Besser:* Ruhe, Druck, Kälte *Schlechter:* jede Bewegung, Wärme, Liegen auf der schmerzhaften Seite

Cactus (Königin der Nacht)

Arzneimittelbild:	Cactus hat eine hervorragende Wirkung auf Herz und Kreislauf. Es wird bei allen Herz- und Kreislaufstörungen, vor allem nach Infektionskrankheiten, eingesetzt.
Leitsymptome:	– Vögel zeigen starke Unruhe mit Todesangst – Neigung zu Blutungen (Nase, After, Harn) – die Symptome treten periodisch auf
Potenz:	D2 – D3
Modalitäten:	*Besser:* Ruhe, frische Luft, stehen auf allen 4 Gliedmaßen

Schlechter: Bewegung, Anstrengung,
Liegen auf der linken Seite

Calcium carbonicum (Kohlensaurer Kalk)

Arzneimittelbild: Ist ein wichtiges Heilmittel bei Stoffwechselerkrankungen. Der Stoffwechsel ist verzögert, vor allem bei den Hormondrüsen, Haut und Knochen.

Leitsymptome:
- Fettleibigkeit mit Knochenerkrankungen
- Osteomalazie durch eine Dysfunktion der Nebenschilddrüse
- Anfällig für Krankheiten
- Schmerzen in den Extremitäten

Potenz : D6

Modalitäten:
Besser: trockenes Wetter
Sitzen auf der schmerzhaften Seite
Schlechter: Anstrengung, Kälte, Wasser,
feuchtes Wasser

Calcium phosphoricum (Calziumphosphat)

Arzneimittelbild: Calcium phos. ist eines der wichtigsten Gewebemittel. Vor allem nach Knochenbrüchen fördert es die Kallusbildung.

Leitsymptome:
- Kopfschmerzen
- Knochenbrüche
- schlechte Kallusbildung
- Knochenmarkserkrankungen, Anämie

Potenz: D6

Modalitäten:
Besser: ---
Schlechter: bei jeder Wetteränderung

Caulophyllum (Frauenwurzel, Blauer Hahnenfuß)

Arzneimittelbild: Hauptwirkung von Caulophyllum erfolgt auf die weiblichen Geschlechtsorgane. Caulophyllum wird auch als „Homöopathisches Wehenmittel“ bezeichnet.

Leitsymptome:
- Wehenschwäche
- falsche Wehen
- Krampf des Eileiters
- Vogel ist von der Eiablage erschöpft
- verlängerter Ausfluß nach der Geburt
- verzögerte Geburt
- Schwäche der Muskulatur in den weiblichen Geschlechtsorganen
- nadelartige Schmerzen bei der Geburt

Potenz: D6

Modalitäten: *Besser:* Wärme, Druck
Schlechter: leiseste Berührung, Kälte, nachts Verlust von Körpersäften

China (Chinarindenbaum)

Arzneimittelbild: Kennzeichnend für China ist die Schwäche nach Blutverlust, Ausfluß, Durchfällen und nach durchgemachten Infektionskrankheiten.

Leitsymptome:
- Erschöpfung, Schwäche, Schläfrigkeit
- Wechselfieber (Fieber wechselt mit fieberfreien Perioden)
- viel Durst
- Blässe
- dunkle Blutungen aus den Körperöffnungen
- Schmerzen sind schlechter bei leichter Berührung und besser durch starken Druck

Potenz: D6

Modalitäten: *Besser:* Wärme, Druck
Schlechter: leiseste Berührung, Kälte, nachts, Verlust von Körpersäften

Conium (Schierling)

Arzneimittelbild: Gekennzeichnet durch Schwäche des Körpers und aufsteigende Lähmung

Leitsymptome:
- Lähmungserscheinungen
- Muskelschwäche
- körperliche Schwäche
- Tumore aller Art
- vergrößerte Drüsen

Potenz: D6

Modalitäten: *Besser:* Bewegung
Schlechter: Erkältung, Anstrengung

Convallaria Majalis (Maiglöckchen)

Arzneimittelbild: Verstärkt die Kraft des Herzens, fördert die Herzauswurfleistung.

Leitsymptome:
- Atemnot
- Herzschwäche
- Bauchwassersucht und Ödemneigung in den Extremitäten

Potenz: D3

Modalitäten: *Besser:* im Freien
Schlechter: im warmen Zimmer

Crataegus (Weissdorn)

Arzneimittelbild: Crataegus entfaltet vor allem bei älteren Vögeln seine Wirkung auf Herz und Kreislauf. Die Herzprobleme treten langsam auf. Typisch ist die Verschlechterung durch Bewegung.

Leitsymptome:
- langsam einsetzende Herzbeschwerden
- Leistung läßt nach

	– Puls ist schnell und unregelmäßig – Ödembildung an den Gliedmaßen
Potenz:	D1 – D4 (am häufigsten D1)
Modalitäten:	*Besser:* --- *Schlechter:* Bewegung

Echinacea angustifolia (Kegelblume)

Arzneimittelbild:	Entfaltet eine gute Wirkung bei allen Infektionen durch Steigerung der körpereigenen Abwehrkraft.
Leitsymptome:	– Infektionen, septische Zustände, Blutvergiftung – Absonderungen übelriechend – große Schwäche – bei Fieber frösteln und aufplustern
Potenz:	D3/D4

Ferrum Phosphoricum (Eisenphosphat)

Arzneimittelbild:	Gut wirksam bei blassen, anämischen und schwachen Patienten. Wird bei fieberhaften, katharrartigen Beschwerden der Atemwege angewandt.
Leitsymptome:	– Blutarmut (Anämie) – Schwache, empfindliche, blasse Patienten – fieberhafte, katharrhalische Infektion der Atemwege – Neigung zu Erkältungen – erstes Stadium aller fieberhaften Entzündungen im Bereich der Atemwege
Potenz:	D12
Modalitäten:	*Besser:* --- *Schlechter:* nachts, Berührung, Bewegung

Graphites (Reissblei)

Arzneimittelbild:	Graphites ist ein hervorragendes Hautmittel.

Leitsymptome:
- Vögel sind fettleibig
- Tiere neigen zu Verstopfung
- Hautauschläge, Haarausfall. Hautausschläge oft mit klebrigen Absonderungen. Es besteht Neigung zu Geschwürbildung mit langsamer Heiltendenz

Potenz: D4

Modalitäten:
Besser: ---
Schlechter: Wärme, nachts

Helleborus niger (schwarze Nießwurzel)

Arzneimittelbild: Wird bei Zuständen schwacher Vitalität und schweren Erkrankungen angewendet.

Leitsymptome:
- plötzliche Bewußlosigkeit
- epileptische Anfälle
- Kaubewegung des Mundes bei einem Anfall

Potenz: D6

Modalitäten:
Besser: nachts
Schlechter: am Tag

Hepar sulfuris (Kalkschwefelleber)

Arzneimittelbild: Hepar sulfuris wirkt bei eitrigen Prozessen von örtlichen Entzündungen. Die Heilung wird durch einen raschen Eiterausfluß beschleunigt.

Leitsymptome:
- Eiterungen: Abszeß
- Mittelohrenentzündungen
- Stirneiterungen
- alle Absonderungen stinken

Potenz:
D6 bei reifem Abszeß
D3 führt zur Reifung des Abszesses

Modalitäten:
Besser: Wärme
Schlechter: Berührung, Kälte, Zugluft

Hypericum (Johanniskraut)

Arzneimittelbild: Hypericum wirkt auf das Nervensystem. Vor allem bei Schäden des Nervensystems nach Unfällen wirkt Hypericum sehr gut. Hypericum wird auch als „Arnica der Nerven" bezeichnet.

Leitsymptome:
- Nervenverletzungen nach Unfällen, auch nach Operationen
- Schmerzen an der Wirbelsäule (Rückenmark)
- Gehirnerschütterungen

Potenz: D1 – D6

Modalitäten:
Besser: ---
Schlechter: Berührung, Kälteeinwirkung, feuchtkaltes Wetter

Kalium carbonicum (Kaliumkarbonat)

Arzneimittelbild: Kalium cabonicum wirkt vor allem auf Herz und Kreislauf und bei körperlicher Schwäche.

Leitsymptome:
- nach Anstrengung tritt sofort Erschöpfung auf
- Ödemneigung
- körperlicher Schwächezustand
- stechende, heftige Schmerzen
- Wassersucht, Bauchwassersucht infolge Herzschwäche
- fettige Leberdegeneration
- schwacher, rascher Puls, der Puls ist kaum fühlbar

Potenz: D6
Kalium carbonicum kann ausgezeichnet mit Cactus oder/und mit Crataegus kombiniert werden

Modalitäten:
Besser: Wärme, warmes Wetter, Tagsüber, Bewegung
Schlechter: liegen auf der rechten Seite, Morgenstunden, kaltes Wetter, nachts

Kreosotum (Buchenholzteerkreosot)

Arzneimittelbild: Tiefgreifende Entzündungen an Haut und Schleimhaut

Leitsymptome:
- meist geschwächte oder abgemagerte Tiere
- Mundschleimhautentzündungen
- scharfe, stinkende Absonderungen
- Neigung zu eitriger Hautentzündung
- Tumore bei älteren, abgemagerten Tieren

Potenz: D4

Lachesis (Schlangengift von Lachesis Muta)

Arzneimittelbild: Nach dem Schlangenbiß treten sowohl lokale Veränderungen in Form von Wunden und schlecht heilenden Geschwüren als auch allgemeine Erkrankungen mit Störungen des Immunsystems sowie der blutbildenden Organe auf. Lachesis in homöopathischer Potenz wirkt daher besonders gut bei einem, einem Schlangenbiß ähnlichem Krankheitsbild.

Lachesis steigert bei Infektionskrankheiten die körpereigenen Abwehrkräfte durch Erhöhung der Zahl der weißen Blutkörperchen (Leukozyten) und kurbelt die Antikörperbildung an. Es ist ein ideales Mittel bei allen Viruserkrankungen sowie bei bakteriellen Infektionen mit Zeichen einer Sepsis.

Leitsymptome:
- Geschwüre der Haut mit Eiterungen
- infizierte Wunde, nach Bißverletzungen
- Infektionskrankheiten
- Vergiftungen
- Blutungsneigung
- Fieber, Schwäche
- Beschwerden sind links stärker als rechts

Potenz: D12 (Behandlungsdauer 6 Tage)

Modalitäten:
Besser: frische Luft
Schlechter: Wärme, Liegen auf der linken Seite, Druck, nachts, morgens

Lithium Carbonicum (Lithiumcarbonat)

Arzneimittelbild:	Chronischer Rheumatismus, insbesondere Gicht bieten ein Wirkungsfeld für dieses Mittel
Leitsymptome:	– Gicht, Gichtknoten in den Gelenken – Jucken um die Gelenke – vor allem sind die Zehen- und Fingergelenke betroffen
Potenz:	D3
Modalitäten:	*Besser:* Bewegung *Schlechter:* morgens, rechte Seite

Lycopodium (Bärlapp)

Arzneimittelbild:	Lycopodium entfaltet die Hauptwirkung auf Leber und Niere, vor allem bei Gallen- und Nierensteinen.
Leitsymptome:	– Beschwerden sind rechts oder beginnen auf der rechten Seite – chronische Erkrankungen – Mundschleimhaut trocken, trotzdem wenig Durst
Potenz:	D6/D12/D30
Modalitäten:	*Besser:* frische, kühle Luft, Wärme, warmes Wasser, warmes Futter *Schlechter:* Kälte, kaltes Wasser, kaltes Futter
Hinweis:	Lycopodium wirkt nach Lachesis (bei Infektion bzw. Sepsis), nicht aber umgekehrt

Mercurius solubilis H. (Hahnemanns Quecksilberoxyd)

Arzneimittelbild:	Dieses Mittel heilt Entzündungen der Schleimhäute. Mercurius solubilis hilft vor allem bei schweren aku-

ten Erkrankungen, aber auch bei chronischen Erkrankungen mit immer wieder auftretenden akuten Schüben.

Leitsymptome:	– Entzündungen der Schleimhaut mit Neigung zu Eiterungen – alle Absonderungen sind übelriechend, scharf und ev. eitrig – empfindlich gegen kalte Luft
Potenz:	D12
Modalitäten:	*Besser:* Wärme, Ruhe, gleichbleibende Temperatur *Schlechter:* nachts, Bewegung, Temperaturwechsel, Zugluft
Hinweis:	Droht ein Abszeß soll Hepar sulfuris D6 nach Mercuris sol. gegeben werden. Mercuris sol. soll nicht nach Phytolacca verabreicht werden. Mercuris sol. darf nicht gemeinsam mit Silicea verabreicht werden.

Mezereum (Seidelbast)

Arzneimittelbild:	Hierbei handelt es sich um eine wichtiges Mittel bei Hauterkrankungen und Nervenerkrankungen.
Leitsymptome:	– Ekzeme mit heftigem Juckreiz – Juckreiz wechselt ständig die Lokalisation – nässende, verschorfende Ekzeme – Entzündungen des äußeren Gehörgangs
Potenz:	D4
Modalitäten:	*Besser:* frische Luft, Bewegung, Winterzeit *Schlechter:* Nacht, Berührung, Druck, Wärme, Kratzen

Natrium muriaticum (Natriumchlorid)

Arzneimittelbild:	Natrium muriaticum (Kochsalz) ist ein tiefgreifendes homöop. Mittel, das auf alle Organsysteme wirkt.

Leitsymptome:

- Federn sind stumpf und struppig, Federausfall, es entstehen Pusteln und Krusten mit Juckreiz
- Mundwinkel trocken und rissig,
- starker Durst
- es kann Verstopfung mit Durchfall wechseln, die Kloake zeigt Risse, daher auch Schmerzen beim Stuhlabsatz möglich

Potenz: D6/D12

Modalitäten:
Besser: im Freien, Liegen auf der rechten Seite
Schlechter: Hitze, Hinlegen, Zimmerwärme

Nux vomica (Brechnuß)

Arzneimittelbild: Nux vomica wirkt hervorragend auf das Nervensystem, sowie auf die Verdauungsorgane. Wichtigster Inhaltsstoff bei Nux vomica ist das Strychnin. Strychninvergiftungen sind gekennzeichnet durch heftige Magen-Darm-Entzündungen mit Erbrechen und Durchfall, sowie mit Störungen des Nervensystems (Epilepsieähnliche Erscheinungen).

Leitsymptome:

- Vögel sind mager bis schlank, nervös und reizbar
- Vögel sind leicht und stark erregbar
- Vögel haben Abneigung gegen Berührung
- Erkrankung des Magen-Darm-Traktes mit Durchfall und Erbrechen
- Erkrankungen im Bereich der Wirbelsäule
- unsicherer Gang mit den Hinterextremitäten, sogar eine spastische Lähmung ist möglich

Potenz: D6

Modalitäten:
Besser: Ruhe, Schlaf, kalte Getränke, kalte Speisen, abends
Schlechter: morgens, liegen auf der linken Seite, Berührung, Bewegung, kaltes, trockenes Wetter

Opium papaver somniferum (getrockneter Milchsaft des Schlafmohns)

Arzneimittelbild: Opium wirkt auf das Nervensystem, die Psyche und auf alle inneren Organe. Alle Beschwerden sind durch Bewußtseinsstörungen oder Bewußtseinseingrenzungen gekennzeichnet.

Leitsymptome: Bewußtseinseinschränkung, Schläfrigkeit, Apathie
- hartnäckige Verstopfungen
- Gliederzucken
- Lähmungserscheinungen

Potenz: D6

Modalitäten: *Besser:* Kälte
Schlechter: Hitze, Wärme

Plumbum metallicum (Blei)

Arzneimittelbild: Bei allen Nervenerkrankungen indiziert, aber auch bei Blut-, Magen- und Darmerkrankungen wirksam. Chronische, degenerative Prozesse stehen im Vordergrund.

Leitsymptome:
- Nervenentzündung
- Lähmungserscheinungen
- Krämpfe in den Beinen, Zittern der Beine
- Schmerzen in den Extremitäten
- Blutarmut, Gelbsucht
- Koliken des Magen- Darm-Traktes
- chronische Nierenentzündung

Potenz: D6

Modalitäten: *Besser:* Massage, starker Druck
Schlechter: nachts, Bewegung,

Psorinum (Nosode)

Arzneimittelbild: Psorinum entfaltet seine Wirkung bei chronischen Erkrankungen. Diese chronische Erkrankung besteht aus einer nie ausgeheilten Vorerkrankung. Typisch ist, daß sich die chronische Erkrankung periodisch verschlechtert.

Leitsymptome:

- Vögel sind kälteempfindlich, kraftlos und kränklich
- alle Absonderungen haben einen unangenehmen Geruch
- übelriechende Entzündungen des äußeren Gehörgangs
- chronische Entzündung der Atemwege
- Verstopfung wechselt mit übelriechendem Durchfall
- chronisches Ekzem mit Juckreiz

Potenz: D30

Modalitäten:

Besser: Sommer
Schlechter: kaltes Waschen oder Baden, Kälte, Winter, Nacht

Pulsatilla (Wiesenküchenschelle)

Arzneimittelbild: Pulsatilla ist ein überragendes Mittel in der Homöopathie. Pulsatilla kann fast alle Organe beeinflussen. Pulsatilla beeinflußt das Kreislaufsystem, Haut, Schleimhäute, den Verdauungskanal sowie das Zentrale Nervensystem (Gehirn, Gehirnanhangdrüse = Hypophyse).

Leitsymptome:

- reichlich Absonderungen aus Auge, Nase, Kloake; die Absonderungen sind mild, gelb und dickflüssig
- ständiger Wechsel der Symptome: Körpertemperatur steigt und fällt, kein Kot schaut wie ein anderer aus
- Mundschleimhaut ist trocken, trotzdem wenig Drust
- Entzündung des äußeren Gehörgangs und Abgang von gelblichem Eiter
- Schleimhautkatarrh im Verdauungstrakt

Potenz: D4

Modalitäten:

Besser: Bewegung, frische, kühle Luft
Schlechter: Ruhe, morgens, Wärme, schwüles Wetter

Sarsaparilla (Sarsaparillenwurzel)

Arzneimittelbild: Kolikartige Erkrankungen der Niere sind das Haupteinsatzgebiet. Der Patient zeigt deutliche Harnsymptomatik.

Leitsymptome:
- Kolikartige Leibschmerzen
- Blut im Harn
- Schmerzen beim Urinabgang
- Schmerzen in den Nieren
- Die Haut ist faltig und eingeschrumpft
- Schmerzen in den Zehen und Fingern

Potenz: D4

Modalitäten:
Besser: ---
Schlechter: Feuchtigkeit, nachts, nach dem Urinabsatz

Secale cornutum (Mutterkorn)

Arzneimittelbild: Ruft Kontraktionen der glatten Muskulatur im ganzen Körper hervor (Blutgefäße, Magen- und Dramtrakt, Eileiter, Gebärmutter, u.a.).

Leitsymptome:
- anämischer Zustand der Beine und Finger
- Schwäche
- Abmagerung trotz Appetit
- keine Austreibungstätigkeit während der Geburt (Eiablage)
- kalte, blaße Füße und Finger
- eisige Kälte der Extremitäten
- faltige, taube, rot-bläulich-fleckige Haut an den Füßen

Potenz: D6

Modalitäten:
Besser: Kälte
Schlechter: Hitze

Silicea (Siliciumdioxid)

Arzneimittelbild: Indiziert bei mangelhaften Stoffwechselerkrankungen. Silicea regt den Organismus, besonders bei chronischen Erkrankungen, an.

Leitsymptome:
- degenerative Knochenerkrankungen
- nekrotische Prozesse, Eiterungen und Fisteln
- Abszesse
- Rachitis und Osteomalazie
- Geschwüre an der Haut

Potenz: D6

Modalitäten:
Besser: Wärme
Schlechter: Kälte im Winter, morgens, Feuchtigkeit

Sulfur (Schwefel)

Arzneimittelbild: Sulfur hat eine hervorragende Wirkung auf die Haut. Es wirkt als Entgiftungsmittel und regt den Stoffwechsel der Haut und der Leber an. Wird in der Regel als Einleitungsmittel benutzt, anschließend spezielle Hautmittel.

Leitsymptome:
- Brennen und Jucken der Haut
- Absonderungen und Ausdünstungen, in der Regel übelriechend fettiges, schuppiges Federkleid, Federbruch
- Rötung der Kloake mit Jucken

Potenz: D30

Modalitäten:
Besser: trockenes, warmes Wetter, Liegen auf der rechten Seite
Schlechter: Ruhe, Stehen, Baden zw. 2 und 5 Uhr morgens

Symphytum (Beinwurz)

Arzneimittelbild: Symphytum wirkt vor allem bei Knochenverletzungen bzw. bei Beinhautverletzungen. Die Pflanze Symphytum (Beinwurz, Beinwell) wurde in der Volksmedizin

	schon seit alters her bei Knochenverletzungen verwendet. Symphytum wird auch als „Arnika des Knochens“ bezeichnet.
Leitsymptome:	– Knochenverletzungen (Knochenfissuren, Brüche) – Beinhautverletzungen – Verstauchungen und Prellungen – Exostosen (Knochenauftreibungen) als Folge von Brüchen und Verletzungen
Potenz:	D1/D2 regt die Kallusbildung an D3 – D12 reguliert die Kallusbildung. Bei der Behandlung von Frakturen ist eine Kombination von Symphytum D2 und Calcium phosphoricum D4 sinnvoll.
Modalitäten:	*Besser:* Ruhe, Ruhigstellung der Extremitäten *Schlechter:* Bewegung, Berührung

Thuja occidentalis (Abendländischer Lebensbaum)

Arzneimittelbild:	Thuja occidentalis führt zu einer Aktivierung des Organismus. Thuja occidentalis ist aber kein Anfangsmittel sondern greift bei Krankheiten, die in ein chronisches Stadium übergegangen sind, ein.
Leitsymptome:	– Folgeschäden nach Antibiotika- oder Chemotherapiebehandlungen – chronische immerwiederkehrende Entzündungen im Bereich der Augen und des äußeren Gehörgangs – Kloake rissig und wund; – Nierenentzündung – Neigung zu Federausfall, Schuppen und juckenden Ekzemen
Potenz:	D15/D30, lokal: Urtinktur bei der Behandlung von Warzen
Modalitäten:	*Besser:* frische Luft, leichte Bewegung Liegen auf der linken Seite *Schlechter:* Kälte, Nässe, Ruhe, gegen 4 Uhr morgens

Literaturverzeichnis

Gabrisch, K., Zwart, P.
Krankheiten der Heimtiere
Schlütersche Verlagsanstalt Hannover 1984

Hochleitner, M.,
Diagnose und Therapie von Hautkrankheiten bei Vögeln
Waltham Focus, 1994, 4, 27

Richie, B.W., Harrison G.J. and Harrison L.R.
Avian Medicine: Principles and Applications
Wingers Publishing, Florida, 1994

Schöne, R., Arnold, P.,
Der Wellensittich
VEB Gustav Fischer Verlag, 1980

Wolter A.,
Nymphensittiche
GU-Verlag, München 1990

Speicher, K.,
Unser Kanarienvogel
Franckh'sche Verlagshandlung, Stuttgart 1987

Bilefeld, H.,
Unser Zebrafink
Franckh'sche Verlagshandlung, Stuttgart 1989

Wollter, A.,
Der Graupapagei
Gu-Verlag, München, 1985

Kolar, K.,
Unzertrennliche – Agaporniden
Gu-Verlag, München, 1994

Wolter, A.,
Papageien
GU-Verlag, München, 1993

Ebert, U.,
Vogelkrankheiten
Verlag M. u. H. Schaper, Hannover, 1984

Treben, W., Weber, A.,
Homöopathische Hausapotheke für meinen Hund
Heyne-Verlag, München, 1993

Quesenberry, K.E.,
Grundlegende Diagnose- und Behandlungstechniken bei Ziervögeln
Waltham Focus, 1994, 4, 25

Stichwortverzeichnis

Walter Delabar

Literaturwissenschaftliche Arbeitstechniken

Einführungen Germanistik

Herausgegeben von
Gunter E. Grimm und Klaus-Michael Bogdal